LE PHOSPHORE

A DOSE INFINITÉSIMALE

NE SERAIT-IL POINT QUELQUEFOIS INDIQUÉ DANS LA FORME GRAVE DE L'ICTÈRE ESSENTIEL ?

RECHERCHES HISTORIQUES ET CLINIQUES

EXAMEN

DE LA PART QUE LES MÉDECINS FRANÇAIS ONT PRISE A L'ÉTABLISSEMENT

DE CETTE MALADIE

PAR LE

Dr CHARLES RAVÉL

MÉDECIN DE L'HOTEL-DIEU DE CAVAILLON

PARIS

CHEZ J.-B. BAILLIÈRE ET FILS

LIBRAIRES DE L'ACADÉMIE IMPÉRIALE DE MÉDECINE

RUE HAUTEFEUILLE, 19

1861

TABLE DES AUTEURS

LE PHOSPHORE

A DOSE INFINITÉSIMALE

NE SERAIT-IL POINT QUELQUEFOIS INDIQUÉ DANS LA FORME GRAVE DE L'ICTÉRE ESSENTIEL?

RECHERCHES HISTORIQUES ET CLINIQUES

EXAMEN

DE LA PART QUE LES MÉDECINS FRANÇAIS ONT PRISE A L'ÉTABLISSEMENT

DE CETTE MALADIE

PAR LE

Dr CHARLES RAVEL

MÉDECIN DE L'HOTEL-DIEU DE CAVAILLON

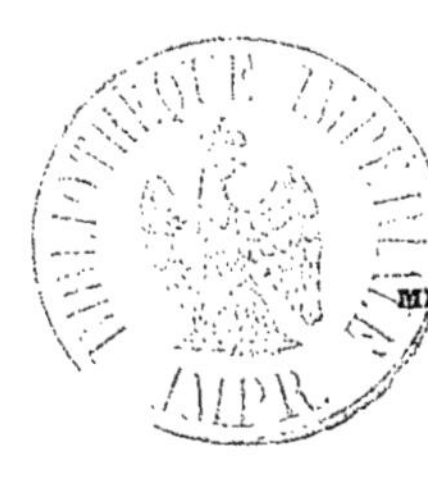

PARIS

CHEZ J.-B. BAILLIÈRE ET FILS

LIBRAIRES DE L'ACADÉMIE IMPÉRIALE DE MÉDECINE

RUE HAUTEFEUILLE, 19

1861

A mon ami

M. LE D^R CH. OZANAM

AUTEUR DE TRAVAUX

SUR LA FORME GRAVE DE L'ICTÈRE ESSENTIEL

LE VENIN DES ARACHNIDES

LE BROME DANS LE TRAITEMENT DES AFFECTIONS
PSEUDO-MEMBRANEUSES

LES ANESTHÉSIES EN GÉNÉRAL, ETC.

CH. RAVEL.

« J'ai observé que les ictères *fébriles* étaient, pour
la plupart, ou mortels ou au moins extrêmement dan-
gereux. J'en fais la remarque afin que les autres médecins puissent prévoir et pronostiquer en pareil cas
combien il y a de danger et peu d'espérance. » (Max.
Stoll, *Méd. prat.*, 3e part., t. II, ch. v, p. 218.)

« L'apparition des accidents si promptement funestes
qui caractérisent l'ictère grave avait certainement
frappé les anciens médecins. Les observations si fréquemment relatées de Fr. Rubœus, de Morgagni, de
Boerhaave, le démontrent suffisamment... Depuis [une
dizaine d'années], les travaux se sont multipliés à
l'envi, principalement en Angleterre et en Allemagne.
Les médecins français ont aussi fourni un large contin-
gent à l'étude de ce point de pathologie ; ils ont surtout cherché à coordonner les matériaux amassés et
*à faire converger toutes les opinions vers l'établisse-
ment d'une espèce morbide bien définie.* Ces efforts
ont d'ailleurs une importance qu'il est facile d'appré-
cier. — L'étude de l'ictère grave touche en effet à [la]
grande question de l'*essentialité des maladies.* » —
(M. Blachez, *De l'Ictère grave*, p. 3-4.)

LE PHOSPHORE

A DOSE INFINITÉSIMALE

NE SERAIT-IL POINT QUELQUEFOIS INDIQUÉ DANS LA FORME GRAVE
DE L'ICTÈRE ESSENTIEL ?

RECHERCHES HISTORIQUES ET CLINIQUES

Examen de la part que les Médecins français ont prise à l'établissement nosologique de cette maladie.

Il y a déjà quelque temps, j'avais lu (*Annuaire des sciences médicales*, par M. A. Cavasse. Paris, *Labé*, 1858, I, 357) le résumé de deux observations d'empoisonnement par le phosphore publiées par M. E. Leudet : les malades étaient morts avec *ictère et accidents nerveux délirants, comateux, et troubles des fonctions sensitives.* Retrouvant dans ce résumé une partie du tableau des symptômes de l'ictère essentiel, forme grave, considérant que *phosphorus* produit, chez l'homme sain, des hémorrhagies, je m'étais demandé s'il n'y aurait pas lieu à employer le phosphore contre cette maladie, en ayant l'attention de se conformer à ces deux importants préceptes de thérapeutique : loi de similitude et doses infinitésimales. La nouvelle observation d'empoisonnement par le phosphore publiée par M. Constantin Paul et reproduite par M. F. Gabalda dans l'*Art méd.* (octobre 1860, XII, 297), avec un intéressant commentaire ayant trait à la pathogénésie de *phosphorus* ; cette observation, dis-je, dans laquelle j'ai trouvé la fièvre, l'ictère, des hémorrhagies multiples (1), etc., m'a confirmé dans cette probabilité de l'indi-

---

(1) Cfr. Mérat et de Lens, *Dict. de mat. médic.*, V, 284.

cation du phosphore dans l'ictère grave, et j'ai cru qu'il m'était permis de soumettre cette conjecture à l'appréciation des médecins. La pathogénésie de *phosphorus* me présente même divers symptômes qui ont été signalés dans l'ictère : je veux parler de la paralysie, de la cécité diurne, des crampes. La paralysie phosphorique (1) n'a pas échappé à Gumprecht (*Biblioth. méd.*, L, 408); les paralysies ictériques ont été observées ou mentionnées par Dale (*Philos. transact.*, n° 211), L. Martinet (*Bib. méd.*, LXVI, 351), MM. Ch. Ozanam (*Thèse de doct.*, 22, 27, 33), P. Jousset (l'*Art méd.*, août 1855, p. 107); les crampes ont été notées par MM. Andral (1845), J.-J. Alamir-Carcenac (1846). — Cfr. l'*Art. méd.*, VIII, 488.

Voici un nouveau fait qui vient confirmer l'indication de *phosphorus* dans l'ictère; ce fait, observé par M. Monneret, est relatif à *un cas d'empoisonnement par la benzine et la matière phosphorée des allumettes chimiques.* Un jeune homme de 21 ans avale un mélange de 6 à 8 grammes de benzine et d'une dissolution de deux boîtes d'allumettes chimiques dans de

---

(1) Ch.-E. Dieffenbach, pharmacien à Biel, voulant faire des expériences sur le phosphore, prit, en trois jours, six grains de cette substance. Fortes et continuelles vomituritions, renvois d'une odeur alliacée, contractions spasmodiques, paralysie du bras gauche, délire, tels furent les principaux symptômes qu'il présenta et auxquels la mort vint mettre un terme. (*Nouv. bibl. médic.*, 1829, II, 398; Mérat et de Lens, V, 281.) — Sur les symptômes et les lésions de l'empoisonnement par le phosphore, Cfr. MM. O. Henry fils et A. Chevallier fils (l'*Art médical*, 1857, VI, 150); je note : Pouls vif ou lent, vomissements continuels et paisibles, vomissement souvent rougeâtre; délire; convulsions; algidité. — Peau jaunâtre, nombreuses ecchymoses vers le tronc et les extrémités; poitrine et abdomen marqués de taches ecchymosiques; reins couverts d'ecchymoses; foie (lobe gauche) présentant parfois des taches rouge clair et arborisées. — Je regrette de ne pouvoir consulter le traité que M. Pierre-Jacob Liedbeck, rédacteur du *Journal homœopathique* de Stokholm, a publié sur l'empoisonnement aigu par le phosphore (*De veneficio posphoreo acuto. Upsal*, 1845. Ment. : *J. des conn. méd. chir.*, 1849. XXX, 102). — Je lis dans la *Bibl. médic.* (1813. XXXIX, 269) que trois grains de phosphore pris en trois jours par une jeune villageoise atteinte de paralysie renouvelèrent la *gastrodynie* et l'*hématémèse* qu'avait présentées cette malade, sans apporter aucun soulagement à l'affection paralytique. La guérison fut obtenue à l'aide de frictions faites avec un liniment dans lequel n'entrait qu'un grain de phosphore. — Cfr. encore le *Journ. des conn. méd. et pharm.*, 20 octobre 1858. XXVI, 42.

l'eau chaude. Collapsus et insensibilité, dont on parvient à le tirer par l'emploi de stimulants (potion avec l'acétate d'ammoniaque, sinapismes, et plus tard une douche en pluie et en jet). Le malade recouvre l'intelligence et rend compte de ce qui lui est arrivé. — Le lendemain, le collapsus reparaît ; *état comateux et délire ; ictère ;* inflammation du poumon au deuxième degré ; pas d'excitation des organes génitaux ; mort cinq jours après. — A l'autopsie, on trouve des *inflammations de l'appareil* respiratoire, digestif, *hépatique* et du cerveau. (*Annuaire gén. des sc. méd.*, par M. A. Cavasse, II, 449-50.)

Les lecteurs de ce journal savent que l'aconit napel, employé d'abord par Wesener, a été administré avec bonheur et à haute dose par M. Jean-Paul Tessier, dans l'ictère grave. M. le Dr Jorez (*Rev. inter. homœop.*, octob. 1859, p. 54) a montré que l'aconit répond homœopathiquement et à la forme bénigne et à la forme grave de l'ictère essentiel. J.-C. de Man, qui est étranger à l'école homœopathique, a très-bien dit (*De aconito*, Leyde 1841, p. 32) que la jaunisse avait été observée à la suite d'un long usage de l'aconit.

Le lecteur sait encore que l'ipécacuanha, qui a été prescrit dans l'ictère grave par MM. les Drs Corrigan, J.-P. Tessier et Ch., Ozanam avait été employé, à la fin du xviiie siècle, par Auguste-Gottlob Richter. Ploucquet (*Lit.*, II, 416) nous apprend que ce dernier l'employait en infusion et à *petite dose*, mais il ne nous dit pas si c'était dans l'ictère benin ou dans l'ictère grave. L'ipécacuanha ne produit-il pas, chez l'homme bien portant, saignement par divers organes, hémorrhagies, prurit violent à la peau, crampes ?

Rappellerai-je un cas de jaunisse mortelle, survenue à la suite de l'ingestion (*a manducatione*) de staphysaigre, publié par [Frédéric] Loss et cité par Michel Ettmuller dans ses *Opera omnia* (Venet., ap. *Combi et La Noù.* 1695, in-fol., t. I, p. 340, *a*)? Ajouterai-je, avec ce dernier auteur, que la jaunissé peut être produite par la morsure de plusieurs bêtes venimeuses, par l'ingestion de différents poisons? Or, le venin de ces bêtes, de même que ces poisons, donnés à dose infinitésimale, ne pourraient-ils point être utilisés dans l'ictère essentiel grave? Je me permets de poser avec réserve ces questions et je n'ai nul besoin de dire que les homœopathes ont préconisé *lachesis* dans certains cas d'ictère, de fièvre jaune.

Le passage suivant de Joseph Frank mérite d'être reproduit ici, car il contient des détails qui, très-probablement, à la lumière de la loi de similitude, pourront jeter un nouveau jour sur le traitement de l'ictère : « On a vu l'ictère se manifester après avoir mangé des champignons, des moules, du safran, des graines de staphysaigre (*delphinium staphysagria*) et de stramoine (*datura stramonium*), après l'ingestion du plomb ou de ses composés, après l'action de la fumée du tabac et des vapeurs arsenicales et mercurielles; après l'usage interne du *phosphore* (1), après les morsures de serpents, surtout de la vipère (*Path.*, VI, 508), après l'abus du quinquina (525) et de la rhubarbe. » Est-il nécessaire de remarquer que *mercurius, cinchona* et *arsenicum album* sont employés dans certains cas d'ictère par les médecins qui ont adopté la méthode thérapeutique de S. Hahnemann?

Puisque je parle d'ictère, je ne veux point laisser échapper l'occasion d'examiner la part que les médecins français ont eue dans l'établissement nosologique de la forme grave de l'ictère essentiel. J'insérerai dans le cours de cette revue historique quelques cas d'ictère qui sont disséminés dans les annales de la médecine et ne sont point toujours précédés de leur véritable titre.

(1) Koven (*Diss. de ictero*, Gœtt., 1822, p. 55), après avoir répété trois fois l'observation de Kimly, en administrant le phosphore à hautes doses, sous forme d'émulsion contre l'amaurose, a provoqué un ictère que l'usage de la crème de tartre dissipait promptement.

En 1579, Baillou observait le fait suivant :

Le fils du comte de Chaulne, atteint d'ictère, désirait ardemment de mourir. Il était âgé de quatorze ans. Autrefois gracieux, aimable, de mœurs douces et faciles, il était devenu maussade, morose, mélancolique et intraitable. L'ictère s'était déclaré tout à coup. Petite fièvre, selles diarrhéiques, blanchâtres, fétides et corrompues. Il resta dans cette situation quinze jours. Il refusa obstinément tout médicament. Au moment où on s'y attendait le moins, il grinça des dents et ne répondit plus aux questions qu'on lui adressa. Le matin, voix plaintive et lamentable ; le reste du jour, aphonie. Convulsions la nuit. Mort. En expirant, il rejeta par le nez je ne sais quelle matière noirâtre et verdâtre. Nous ne pûmes distinguer si elle venait du cerveau ou si c'était la boisson médicamenteuse qui lui avait été donnée qui était remontée dans la bouche, et de la bouche aux narines. Le cerveau ne présenta aucune altération capable de rendre compte de la mort. Le poumon offrait une notable altération. *Le foie était altéré et comme verdâtre.* L'année qui avait précédé sa mort, il avait été tourmenté par des exanthèmes de mauvais aspect, et depuis lors il ne s'était plus bien porté. » *Épidémies et Éphémérides traduites du latin* de Guillaume de Baillou, par M. Prosper Yvaren, médecin à Avignon. —Paris, *J.-B. Baillière et fils,* 1858. 8. P. 448.

Si la fièvre arrive après la jaunisse, elle causera la mort, comme maintient Celsus (l. II, c. iv), « suivant Dioclès. » N. Abraham de là Framboisière. (*OEuvres*, Lyon, *Huguetan,* 1644, f. p. 413.)

Dans les notes qu'il a jointes à la traduction française de la *Médecine pratique* de Sydenham (sect. iv, ch. vii. Avignon, Vᵉ Seguin, 1799. 8. T. I, p. 202 ; la première édition de cette traduction avait été publiée en 1774), Augustin-François Jault mentionne l'ictère fébrile, signale la gravité de cette maladie quand elle est accompagnée d'une hémorrhagie, et cite Huxham (*De aere et morb. epid.*, 143), auquel il emprunte ces détails.

Décrivant la constitution des maladies d'hiver qui ont régné dans quelques hôpitaux militaires en 1792 et 1793

(*Journ. gén. de méd.*, t. XII, p. 160), Roussille-Chamseru a écrit ce qui suit : « Les jaunisses étaient remarquables à l'hôpital de Laon ; quelques gros d'acétite de potasse (terre foliée du tartre) avec une infusion chicoracée les ont dissipées en trois semaines. — Cette même maladie a paru brusquement chez un prisonnier de Namur atteint de nostalgie. Depuis plusieurs semaines il languissait et se refusait à toute espèce d'aliments et à tout moyen de distraction. On n'avait eu lieu de constater aucun embarras notable des viscères. La jaunisse était jointe à une forte oppression, à une grande anxiété des parties précordiales. Le pouls, qui précédemment avait de la lenteur et de la faiblesse s'était subitement resserré et accéléré au plus haut point. Le malade est mort dans les vingt-quatre heures qu'a duré cette espèce d'ictère convulsif. »

En 1793 et 1794, P.-J. Roucher, médecin en chef de l'hôpital civil et militaire de Montpellier, soigna un grand nombre de soldats atteints d'ictère aigu ou fébrile. Il n'eut à déplorer aucun cas de mort. Il cite Donald Monro (1) et Brüning (2), auquel il accorde des éloges. (*Traité de méd. clin. sur les princip. mal. des armées qui ont régné dans les hôpit. de Montpellier pendant les dernières guerres, dans les années* 1793-94-95-96. Montp., *Renaud*, l'an vi (1798), t. II, p. 122-43.)

Le docteur J.-B. Demangeon paraît avoir été atteint d'ictère grave, comme on peut l'induire des lignes suivantes dues à

---

(1) *Médecine d'armée, trad. de l'anglais*, par Le Bègue de Presle. Paris, 1769. 8. t. II, ch. xvi, p. 399.

(2) G.-Fl.-H. Brüning, *Tractatus de ictero spasmodico infantium Essendiæ, anno* 1772, *epidemico : accessit historia icteri periodici lethalis*. Vesaliæ et Lipsiæ, ap. F.-J. Rœder et J.-S. Heinsium, 1773, pct. in-8° de 403 pages. Extr. : Pierre Franck, *Méd. prat.*, trad. par J.-M.-C. Goudareau. *Rétentions hépatiques*, t. V, p. 439, § 912. J.-F.-C. Hecker, *Gesch. der neueren Heilkunde*, p. 163-71. — Parmi les auteurs qui ont décrit l'ictère essentiel à l'état épidémique, ou l'ictère compliquant des maladies épidémiques, Brüning cite Huxham, Sydenham, Home, Strack, Rœderer et Wagler, Riepenhausen, Pringle (*Observations sur les maladies des armées dans les camps et les garnisons*, 3e part, ch. iv, § 1. Paris, 1837, 8, p. 74. Pringle relate une autopsie qui se fait remarquer par l'absence de lésion.) Mœring, Chr. Douglass, Helwich.

Demangeon lui-même : « L'auteur qui, encore élève, avait souvent passé des jours entiers à disséquer, sans aucun dérangement de santé, a, depuis qu'il exerce la médecine, fait plusieurs maladies graves, une entre autres avec des symptômes très-analogues à ceux de la fièvre jaune, dont il a été plus d'un an à se rétablir complétement, et ces maladies lui ont paru devoir être attribuées à l'inhalation des miasmes morbifiques, avec d'autant plus de vraisemblance qu'il en a toujours éprouvé les premiers symptômes au sortir de chambres chaudes et infectes, où il était entré à jeun ou avec une faim pressante, à laquelle il ne résistait que pour satisfaire plus tôt à l'impatience des malades ou pour ne pas retourner dans un quartier éloigné. » (*Biblioth. méd.*, 1810. XXVII, 176-77.)

Le même recueil (1813. XXXIX, 213-16) contient une observation intitulée comme il suit : *Attaque d'apoplexie suivie d'ictère.* Etat apoplectique, délire, ictère, guérison au bout de trente-sept jours, tel est le résumé de ce cas recueilli par Lullier-Winslow. A la même époque, le docteur Capuron nota également une observation d'apoplexie suivie d'ictère et la communiqua verbalement à l'Athénée de médecine de Paris. Ces deux faits se rapportent-ils à l'ictère essentiel que M. Monneret propose d'appeler ictère essentiel hémorrhagique (1)?

A M. Auguste Bréon est due la description de la jaunisse qui régna épidémiquement à Genève en 1814. (Thèses de Paris, 1816.) Cette thèse, citée par Vaidy, Callisen, est brièvement analysée par A.-C.-L. Villeneuve et M. Charles Ozanam.

Le 13 octobre 1816, le docteur Segaud, secrétaire général de la Société de médecine de Marseille, lisait en séance publique

---

(1) Behrens rapporte l'observation d'un vieillard qui, ayant été atteint d'apoplexie à la suite d'un accès de colère, fut frappé à la fois de paralysie et d'ictère du côté droit. (Borsieri, J. Franck.) — MM. Andral et P. Jousset ont noté des accidents apoplectiformes dans l'ictère grave. (*L'Art médical*, VIII, 108). Havilard, J. Cheyne, cités par Ozanam (*thèse*, 58), ont fait de semblables observations; enfin Powell, cité par Ploucquet, dit que l'apoplexie peut suivre l'ictère.

les lignes suivantes : « Parmi les maladies d'été, la Société en a observé une connue sous le nom de *typhus ictéroïde*, et que l'on peut désigner sous celui de *fièvre jaune d'Europe*. En s'occupant de cette terrible affection morbide, elle a établi et fait connaître la différence principale qui la distingue de la *fièvre jaune d'Amérique*. Cette distinction a été d'autant plus facile pour elle, qu'elle a été dans le cas, il y a environ quatorze ans (1), de voir cette dernière. Elle a toujours observé que la première a une issue funeste lorsque la jaunisse, *comme l'a dit le vieillard de Cos* (2), paraît avant le septième jour. » (*Bibl. méd.*, 1717, LV, 142.) Il est extrêmement probable que la Société de médecine de Marseille avait eu l'occasion de voir, en 1816, plusieurs cas d'ictère essentiel grave.

Antoine Portal rapporte qu'il a vu dans quelques cas de fièvre maligne un état de jaunisse qui donnait à l'ensemble de la maladie le caractère et l'aspect de la fièvre jaune. (Villeneuve, *Dict. des sc. méd.* XXIII, 437.) Quoique l'ictère grave ait été pris quelquefois pour une fièvre typhoïde, forme maligne, il ne faut pas oublier que cette dernière maladie (3) peut se compliquer de jaunisse. — Au rapport de M. L. Genouville, Portal cite des cas d'ictère grave dans ses *Observ. sur la nat. et le traitem. des malad. du foie* (Paris, 1813), ouvrage dont on peut lire un extrait dans la *Bibl. méd.* (XLVI, 195; XLIX, 14; LI, 26; LII, 308; LV, 26-47 (par B.).

En 1816, François-Victor Mérat signale, mais vaguement,

(1) *Aperçu rapide sur les principales fièvres qui règnent à Marseille..., suivi d'une Esquisse de la fièvre jaune en Amérique, qui se manifesta dans notre port en 1802.* Marseille, Achard, 1832, 8, cité par Callisen, qui donne l'énumération des principaux écrits de Ségaud.

(2) *Aph.*, IV, 62, trad. par M. Littré, t. IV, p. 525; *Prénot. coaq.*, 118, t. V, 609; Baillou, 330. — A Breslaw, lorsque l'ictère survenait dans le commencement des fièvres continues, par exemple, vers le cinquième jour, il était souvent mortel. *Hist. morb.* Wratisl. 1746, p. 15; *Bibl. méd.*, XXV, 25; L. 100. Ce pronostic n'est point constant toutefois, comme on peut le lire dans J. Schenck, *Obs. med.*, L. III, p. 423.

(3) Fièvres putrides accompagnées de jaunisse. Anc. *Journ. de méd.*, X, 90.

la forme grave de l'ictère essentiel. (*Dict. des sciences méd.*, XVI, 95, 134.)

A.-C.-L. Villeneuve, l'auteur d'un bon article sur l'ictère, inséré dans le *Dictionnaire des sciences médicales* (1818. XXIII, 414, 418, 419, 420, 449), a signalé l'ictère essentiel grave, cité Pringle, Monro et brièvement rapporté les deux cas qui suivent : « On lit dans Boerhaave l'observation d'un marchand qui, à la nouvelle d'un naufrage que venait de faire un de ses vaisseaux, fut atteint tout à coup d'un ictère général auquel il succomba très-promptement. — Un jeune militaire reçoit un soufflet dans un lieu public, et dans la fureur qui le transporte, il tire son épée pour en percer son agresseur. Retenu par ceux qui étaient présents à cette scène, il s'épuise en vains efforts et ne peut assouvir sa vengeance. Presque au même instant il devient ictérique ; bientôt après, il est pris de fièvre, de délire, et meurt au milieu des convulsions. — Plus loin, Villeneuve remarque que « chez des sujets morts ictériques on n'a rencontré aucune sorte de lésion organique, aucun dérangement quelconque. Il arrive quelquefois alors que l'on trouve dans les grandes cavités une sérosité plus ou moins jaunâtre. Dans ce cas, Hoffmann et Morgagni attribuent l'issue funeste de la maladie à un violent spasme qui a cessé après la mort. »

Dans la séance du 26 juin 1819 de l'Athénée de médecine de Paris, le docteur L. Martinet donna lecture d'une *Observation sur une altération particulière du foie* qui me paraît se rapporter à la forme grave de l'ictère essentiel. Je reproduis en entier cette observation qui est digne d'intérêt, d'une part à cause de l'erreur de diagnostic auquel elle donna lieu et des mauvais effets du traitement employé, d'autre part à cause de la lésion que présenta le foie.

Un jeune garçon âgé de 15 ans, habitant de Nanterre, malade depuis vingt-un jours environ, avait éprouvé successivement de la douleur au ventre, un dévoiement et un ictère consécutif ; pendant tout ce temps, il ne s'était nullement plaint de la tête. Le 27 avril 1817, il est conduit à l'Hôtel-Dieu ; le soir, il a du délire : on lui applique des sinapismes aux pieds.

Le 28, décubitus en supination, affaissement général, assoupissement, sensibilité diminuée, rêvasseries, yeux habituellement fermés, à moins qu'on ne l'excite, pupille un peu dilatée, immobile ; mouvements beaucoup moins libres que dans l'état naturel ; le malade peut à peine soulever ses bras, surtout le gauche, qui retombe comme une masse. La paupière droite est demi-paralysée (1) ; la tête un peu douloureuse ; la parole lente et pénible, les réponses difficiles et rarement justes. Pouls rare (51 pulsations) ; langue humide, un peu jaunâtre ; bouche fétide ; teinte jaune des conjonctives et du corps en général ; lèvres fuligineuses ; chaleur naturelle ; douleur dans le ventre, n'augmentant pas sensiblement par la pression. Les jambes œdémateuses à leur partie inférieure, avec quelques ecchymoses ; poitrine sonore, pas de toux, face peu altérée. *Traitement :* décoction de quinquina ; limonade végétale vineuse ; huit pilules de camphre de trois grains chacune; julep avec extrait de quinquina, un demi-gros ; éther, un gros; sinapismes aux genoux. Le soir, urines involontaires, jaunes; un peu de mieux, point de loquacité.

Le 29, céphalalgie ; mouvement plus facile du bras gauche ; réponses justes, ouïe claire; langue humide, à peine blanchâtre ; bouche nettoyée ; ictère plus prononcé ; point de selles ; nulle douleur au ventre, même à la pression ; même état du reste. *Traitement :* quatre sangsues derrière chaque oreille, cataplasme acétique sur la région du foie, eau de Seltz ; le reste comme les jours précédents. Le soir, point de délire ; les sangsues ont coulé toute la journée et toute la nuit.

Le 30, assoupissement plus marqué ; yeux fermés, surtout le droit, couvert de chassie ; mouvement plus difficile des bras, qui ne peuvent être soulevés jusqu'à la tête ; parole plus lente, plus rare, mais juste ; pouls petit, serré, moins lent (65 pulsations); ventre douloureux à la pression; tête moins douloureuse; constipation ; les autres symptômes comme la veille. *Traitement :* Eau de veau; tamarin avec tartre stibié, un grain et demi ; sulfate de magnésie, deux onces; lavements laxatifs; fomentations émollientes ; eau de Seltz ; dix sangsues sur la région du foie. Quelques moments après la visite, le malade est plus mal, l'assoupissement augmente; le soir, après l'application des sangsues, l'état comateux est encore plus prononcé.

____

(1) MM. Ch. Ozanam, *Thèse*, 20, 21, 22, 23 ; P. Jousset, *l'Art méd.*, VIII, 107.

Le 1er mai, face beaucoup plus jaune, décolorée, altérée ; dilatation des ailes du nez ; état comateux ; yeux fermés, pupilles rétractées ; réponses nulles, plaintes continuelles ; respiration courte ; pouls petit, fréquent (116 pulsations) ; bouche et langue humides ; nul mouvement des membres, qui cependant ne retombent pas comme une masse après avoir été soulevés ; constipation. *Traitement* : Bain à 25 degrés, trois affusions à 70 degrés (1) (effet à peine marqué, le pouls se développe un peu dans le bain) ; décoction de quinquina gommée, lin, pariétaire ; lavement avec décoction de quinquina ; camphre, un gros ; julep avec extrait de quinquina, un gros et demi ; éther, un gros ; musc, 12 grains en 4 pilules ; sinapismes aux genoux et aux cuisses.

Dans la nuit, mort.

Autopsie cadavérique faite trente-six heures après la mort.

Habitudes du corps.—Ictère général, téguments de l'abdomen verdâtres.

Tête. — Cerveau, cervelet, protubérance annulaire, membranes dans l'état naturel, point de sérosité dans les ventricules.

Poitrine. — Les lobes inférieurs des poumons sont gorgés de sang dans leur partie postérieure, ce qui ne peut être considéré que comme un effet cadavérique ; du reste, ils sont très-sains ; la membrane muqueuse trachéale est d'un rouge un peu livide, jusqu'aux premières ramifications des bronches ; le cœur et le péricarde ne présentent rien de particulier.

Abdomen. — *Le foie, d'un tiers moins volumineux qu'à l'ordinaire, et dans un état de ramollissement considérable, se laissait pénétrer par le doigt avec la plus grande facilité, et se réduisait en une espèce de pulpe. Son tissu ne peut mieux être comparé qu'à celui de la rate, et sa couleur à celle de la rhubarbe, qu'il imitait parfaitement, par le mélange de stries rougeâtres que l'on remarquait dans son parenchyme, qui, du reste, était entièrement jaune.*

La membrane muqueuse de l'estomac présentait, seulement vers le pylore, quelques points rouges. L'épiploon était également rouge dans une assez grande étendue, le mésentère dans quelques points seulement. La vessie, les reins, *la membrane interne des intestins se trouvaient dans l'état naturel ;* quelques-uns des ganglions mésentériques étaient augmentés de volume.

(1) Il doit y avoir une erreur de chiffre ; ce degré de chaleur me paraît, *à priori,* beaucoup trop élevé.

« Cette observation, ajoute le docteur Martinet, m'a paru doublement intéressante, et sous le point de vue de la difficulté du diagnostic, et sous celui de l'altération particulière du foie.

« En effet, si l'on considère la première période de la maladie, celle où le jeune Payot resta chez lui, et qui fut d'une vingtaine de jours de durée, on voit qu'elle peut se rapporter à une phlegmasie intestinale, dans laquelle le foie aurait été légèrement compromis : c'est ce que semble assez indiquer le dévoiement, joint à la douleur abdominale et à la teinte légèrement jaune du corps. Mais, dès son arrivée à l'hôpital, la scène change, et les symptômes que présente la maladie, ne font que jeter plus d'obscurité sur sa véritable nature.

« Les fonctions des sens sont profondément altérées; il y a des rêvasseries, la parole est difficile, le malade se met difficilement en rapport avec les personnes qui l'interrogent, le système locomoteur est dans un état d'affaissement, la bouche est fétide, et cependant la langue est humide, la peau d'une chaleur naturelle, et le pouls n'offre que cinquante et une pulsations. Du reste, la tête et le ventre sont à peine sensibles; l'absence de caractères franchement inflammatoires, la rareté du pouls, l'abattement du sujet, font concevoir l'idée d'une fièvre adynamique idiopathique ; le traitement fut dirigé en conséquence : le lendemain le mieux était sensible, les mouvements plus libres, les sens moins oblitérés; le malade accuse de la céphalalgie. Alors, la crainte d'une phlegmasie de l'arachnoïde, dont une grande partie des symptômes pouvait justement faire présumer l'existence, engage à ajouter au traitement *quatre sangsues* derrière chaque oreille : *l'assoupissement augmente ;* l'hypochondre droit devient sensible, de *nouvelles sangsues* sont appliquées le lendemain sur la région du foie; *les symptômes d'adynamie prennent une nouvelle intensité, le malade tombe dans un véritable coma, avec rêvasseries ;* le pouls, lent jusqu'à cette époque, prend beaucoup de fréquence, et la *mort a lieu* dans la nuit du premier mai, *trente heures environ après la seconde application de sangsues* (1). L'*autopsie*, faite avec le plus grand soin, ne présente aucune trace de phlegmasie ou de toute autre altération vers l'encéphale, ni vers le canal intestinal (car on ne peut regarder comme telle le peu de rougeur indiquée vers le pylore); tous les organes sont sains, à l'exception d'une rougeur de la trachée et de l'épiploon, à laquelle il est impossible d'attribuer la mort; enfin, l'organe profondément affecté est le foie, *qui, diminué de volume, présente une véritable splénisation.* Je vous laisse, messieurs, dit en finissant le Dr Martinet, le soin de décider à quel ordre on doit rapporter cette maladie du foie, et quelle a pu être son influence sur la production des différents symptômes qu'a présentés la maladie. » (*Bibliothèque médicale*, tome LXVI, cahier de décembre 1819, p. 350-56, Cfr. tome LXV, p. 207.)

Cette observation, je le répète, présente à remarquer : 1° l'erreur de diagnostic ; 2° l'incertitude et les mauvais effets du traitement, effets qui n'ont pas échappé au Dr Martinet lui-même ; 3° la lésion du foie : diminution de volume et ramollissement considérable ; 4° la paralysie locale ; 5° un cas de la variété typhoïde de l'ictère grave.

Dans la *Séméiologie générale*, publiée par F.-J. Double (1822. III, 478-79), je lis le passage suivant dont la seconde partie est applicable à mon sujet : « D'abondantes hémorrhagies utérines chez les femmes atteintes de scorbut ou d'ictéritie sont redoutables. Je viens d'en avoir un exemple pour l'ictère : le cas est tout à fait analogue à celui qui fut recueilli par Huxham. » (*Opera*, t. I, p. 159.)

En décembre 1822, J.-A. de Kergaradec, analysant la seconde édition des *Recherches historiques et médicales sur la fièvre jaune*, par Dalmas, faisait judicieusement la remarque

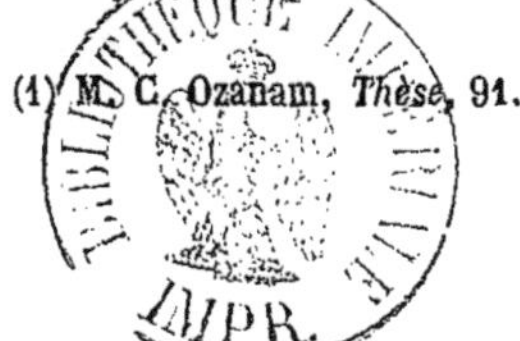

(1) M. C. Ozanam, *Thèse*, 91.

suivante : « Il me paraît très-vraisemblable que les médecins qui ont prétendu avoir observé des fièvres jaunes sporadiques à Paris et dans un département de l'ouest, n'avaient eu à traiter que l'ictère fébrile, résultat [s'accompagnant] d'une lésion grave du système hépatique. C'était encore une affection de même nature, observée à l'Hôtel-Dieu de Paris et chez quelques malades de la ville, qui donna lieu aux bruits sinistres qui furent répandus dans le courant de cet été [1822]. On sent d'ailleurs parfaitement que le traitement indiqué dans l'ictère fébrile ne peut en aucune manière convenir à la jaunisse symptomatique de la fièvre jaune. (*Bibliothèque méd.*, LXXVIII, 418-19.)

Le 20 octobre 1822, M. G.-A.-T. Sue, remplissant les fonctions de secrétaire général de la Société royale de médecine de Marseille, lisait, en séance publique, *l'Exposé des travaux* de cette compagnie, et examinait la question d'existence ou de non-existence de la fièvre jaune en France. J'emprunte à de Lens le résumé de cette partie de *l'Exposé* dû au médecin provençal :

« A l'époque où la fièvre jaune ravageait la Péninsule, une maladie d'un caractère alarmant se manifesta, dit-on, dans le lazaret de Marseille. Une commission médicale fut nommée, et, sur la demande du préfet, la Société de médecine désigna deux de ses membres, Segaud et Cauvière, pour en faire partie. Les recherches auxquelles ils se livrèrent à ce sujet, les portèrent d'un commun accord à déclarer : 1° que *la plupart des malades n'ont pas eu la fièvre jaune ;* 2° que *d'autres ont offert quelques symptômes de cette maladie, mais que le nommé Lampraye n'en a présenté aucun signe.* Un malade suspect, que M. Sue a visité, en qualité de médecin des dispensaires, ne lui a présenté non plus aucun des caractères de cette redoutable maladie. D'un autre côté, cependant, trois utres membres de la Société, MM. Fourcade, Flory et

Magail, ont recueilli chacun un fait qui semble avoir, avec la fièvre jaune, la plus grande analogie. Dans tous, en effet, il y a eu *vomissement noir*, *hoquets*, *jaunisse*, *suppression d'urine*. Le premier malade n'est mort que le onzième jour ; mais le second, qui, outre les symptômes précités, éprouvait une *douleur des lombes*, un sentiment de *déchirement à l'épigastre*, et qui offrait *un état particulier de la face*, est mort dès le troisième ; le dernier, enfin, a succombé le quatrième jour, au milieu de *déchirements épouvantables*. L'ouverture des corps n'a point eu lieu, apparemment, puisque M. Sue n'en dit rien. C'est, de part ou d'autre, un oubli regrettable. Dans ces trois cas, au reste, le mal ne s'est communiqué à aucune des nombreuses personnes qui constamment ont approché et touché les malades. » *Nouvelle Biblioth. méd.* 1823. I, 257-58.

Le tome neuvième de l'*Observateur des sciences médicales*, publié à Marseille par M. P.-M. Roux (1825, p. 285-88), contient une *Observation sur une fièvre anomale qui avait beaucoup d'analogie avec le typhus ictéroides fièvre jaune des modernes :* ce fait a été recueilli par Niel. Nous retrouvons ce cas dans le *Propagateur des sciences médicales* (t. IV, Paris, 1825, in-8°, p. 305-308); l'auteur de cet extrait et de la critique qui l'accompagne est M. [A. Grimaud].

« Le Dr L.-J.-M. Robert le jeune dit qu'en 1811, à Marseille, pendant un été excessivement chaud, il eut occasion d'observer pour la première fois quelques exemples d'une fièvre jaune (!) sporadique, qui fit dans cette ville onze victimes. Il assure que ces malades n'ont jamais communiqué la maladie à leurs gardes ni aux médecins qui leur donnèrent des soins. Il paraît bien reconnu, ajoute-t-il, que la fièvre jaune peut se développer spontanément et sans la préexistence d'aucun germe contagieux, sous différentes latitudes méridionales. Je pense, dit-il encore, et l'exemple que j'ai donné de la fièvre jaune (!) sporadique qui a éclaté à Marseille en 1811, après que le thermomètre se fut élevé à 27° 1/2, prouve (!) qu'il ne faut qu'une haute température pour la faire naître spontanément, sans aucun principe de contagion antérieure. Il paraît encore généralement constaté, poursuit le Dr Robert, que cette fièvre, lorsqu'elle est sporadique en Europe, n'est point contagieuse. » (*Guide sanitaire des gouvernements européens*. Paris, *Crevot*, 1826, in-8°, p. 101, 105, 143, 144, 145.—M. A. Brierre de Boismont, *Nouv. Bibl. méd.* 1827. III, 379-80.)

Les *Archives générales de médecine* (4e année, t. X, avril 1826, p. 639) contiennent le passage suivant qui a trait à mon sujet : — Académie royale de médecine, section de médecine, séance du 29 mars 1826. « Dalmas, en son nom et aux noms de MM. Pariset et Orfila, fait un rapport sur deux mémoires relatifs à la fièvre jaune. Le premier, lu à la section par le Dr Nicolas Damiron, de Paris (1), consiste dans l'histoire d'une maladie observée au Val-de-Grâce, à laquelle le malade, qui était un militaire, succomba en trois jours, et qui, par ses symptômes et les lésions d'organes que fit reconnaître l'ouverture du cadavre, a paru être la fièvre jaune : ainsi, cette maladie pourrait quelquefois se développer spontanément, et c'est ce que pensent les rapporteurs. » (Cfr. *Nouv. Bibl. méd.* 1826. II, 290.) M. le Dr Baudon a rappelé, en 1847, ce cas d'ictère grave (*Bull. de thér.* XXXIII, 299), et l'a fait suivre de la relation d'un fait d'ictère grave terminé par la guérison et portant le titre qui suit : *Ictère présentant de l'analogie avec le typhus d'Amérique.*

Le 30 mai 1826, M. le Dr Jacquier, médecin à Ervy (Aube), faisait, sur la réquisition de l'autorité judiciaire, l'ouverture du cadavre d'un homme mort comme foudroyé par un ictère

(1) Gasc, *le docteur Damiron*, dans le *Nécrologe*. Paris, in-4°. 1re année, 7e cah. 25 octobre 1833, p. 92-93. Callisen; Schultes, *De Nosoc. Britannicis*, 37.

grave, et qu'on croyait avoir été empoisonné. Pour abréger, je ne reproduirai point cette observation que le lecteur trouvera aisément dans le *Bulletin de thérapeutique* (1846. XXXI, 205-10), sous ce titre : *Fièvre avec ictère présentant les symptômes de la fièvre jaune.* L'auteur cherche à montrer que ce malade a succombé à une fièvre jaune bien caractérisée.

Le recueil que j'ai plusieurs fois cité m'offre encore deux observations qui présentent les principaux traits de l'ictère essentiel : elles sont dues au D⁣ʳ Prosper Gassaud, médecin à l'armée d'Espagne (1).

« Ternissiens, sergent-major du 12ᵉ régiment d'infanterie légère, âgé de 28 ans, d'un tempérament bilieux-sanguin, de petite stature, mais vigoureux, fut évacué de l'ambulance de *Molinos del Rey* sur l'hôpital militaire de San-Culyat (Catalogne), où il entra le 30 septembre 1823.

« *Commémoratif.* Ce militaire avait eu, depuis son entrée en campagne, une fièvre qu'il avait coupée avec du poivre et de l'eau-de-vie ; il buvait habituellement beaucoup de vin, sans cependant s'enivrer. Employé au blocus de Tarragone, il avait bivouaqué pendant un certain temps près d'un lieu marécageux. Ce fut là qu'il eut, le 26 septembre, un accès de fièvre, marqué par le frisson et la chaleur. Le chirurgien du corps le fit transporter immédiatement à l'ambulance, et de là on le dirigea sur l'hôpital où M. Gassaud était en service, attendu que la maladie parut s'aggraver.

« A sa première visite, le 30, à cinq heures de l'après-midi, le D⁣ʳ Gassaud trouva ce malade dans l'état suivant : teinte jaune de la peau ; chairs fermes ; céphalalgie susorbitaire ; point d'appétit ; soif intense ; face haute en couleur, jaune autour des orbites, de la bouche et des ailes du nez ; nausées ; *vomissements de bile* porracée, *mêlée de stries sanguinolentes ;* abdomen tendu, douloureux vers l'épigastre et l'hypochondre droit ; respiration gênée ; urines bourbeuses et rares ; pouls petit et très-fréquent ; facultés intellectuelles troublées. Le malade est dans la stupeur. (Prescription : *Diète ; limonade, trois pots ;*

(1) En 1850, M. Gassaud était médecin ordinaire à la succursale des Invalides, à Avignon. Quelques-uns de ses écrits sont indiqués dans le *Dictionnaire* de Callisen et dans les *Tables* du *Rec. de Méd. milit.* (XLI, 176 ; LXI, 197-98).

quarante sangsues à l'épigastre, et quarante sur les parties latérales du col ; bain de pieds sinapisé, fomentations froides sur le front.)

« Le premier octobre, à la visite du matin, les douleurs de la tête et de l'épigastre ont paru céder ; le *pouls* est devenu *moins fréquent*, quoiqu'il conserve de la dureté ; le malade refuse ses boissons, qui passent avec difficulté ; la langue est sèche dans toute son étendue, grise au milieu, et rouge sur les bords ; les gencives sont devenues noirâtres. Il y a du hoquet, des soubresauts dans les tendons, et de temps en temps des vomissements de matière jaune, poisseuse, *sangui-nolente*. (Prescription : *Diète, limonade, potion émulsive bis, fomentations sur l'abdomen, vésicatoires aux jambes.*)

« Le soir du même jour, Ternissiens n'urine plus, il exhale une odeur repoussante, le pouls devient misérable, les facultés intellectuelles sont entièrement abolies, et ce malade expire dans la nuit du 2, à une heure du matin.

« *Autopsie dix-huit heures après la mort,* par M. Barre, chirurgien sous-aide de service dans la division de M. Gassaud. — Le corps de ce militaire conserve une teinte couleur de safran ; sa bouche, béante, laisse échapper une matière écumeuse. L'encéphale, mis à découvert, a montré l'arachnoïde injectée et épaissie sur plusieurs points de son étendue ; trois onces de sérosité se trouvent accumulées dans les ven-tricules cérébraux.

« Après avoir découvert les cavités thoracique et abdominale, il a été facile de voir que dans la première tous les organes étaient sains, si ce n'est le péricarde qui conservait des traces évidentes de phlegmasie.

« Dans la seconde, au contraire, l'estomac s'est montré profondément enflammé ; neuf plaques, couleur lie de vin, tapissaient la membrane muqueuse de ce viscère. Il est à remarquer que ces désordres étaient d'autant plus considérables qu'on se rapprochait davantage de l'orifice pylorique. Le duodénum portait aussi des traces non équivoques d'une phlegmasie violente ; car plusieurs petits ulcères, après avoir détruit la membrane muqueuse de cet intestin, avaient atteint la musculeuse. M. Gassaud observa même une légère perforation. Vers l'iléon, les glandes mucipares de Peyer, très-gonfléés, égalaient en grosseur un grain de maïs ; en les pressant, elles se convertissaient en une sorte de suif.

« Le foie, volumineux, d'un tissu très-compacte, contenant dans sa substance des granulations grisâtres, paraissait avoir été le siège d'une forte congestion sanguine. Une bile épaisse, de couleur verte foncée, très-âcre, engorgeait les conduits biliaires et la vésicule. Rien de remarquable dans le gros intestin, ni dans le reste de l'abdomen.

« Nicolas Plastré, sergent au 35e régiment de ligne, âgé de 27 ans, d'un tempérament bilieux, d'une constitution robuste, entra à l'hôpital militaire de Cadix, le 21 novembre 1826.

« *Commémoratif*. Ce sergent a déjà éprouvé une maladie grave, pour laquelle il est resté vingt jours à l'hôpital, en juillet 1826 ; sa santé s'était néanmoins bien rétablie, et il continuait son service comme avant sa maladie. Après avoir occupé plusieurs jours de suite le fort de la *Cortadura*, à une demi-lieue de la ville, il rentra au quartier le 19 au matin ; et dès le soir, il éprouva, pendant près de deux heures, un frisson intense suivi de chaleur vive et d'efforts pour vomir.

« Le 20, les symptômes observés la veille se sont fort accrus ; la face a commencé, ainsi que le reste du corps, à se couvrir d'une légère teinte jaune-paille. Il a des envies de vomir, et *rejette des matières jaunes mêlées d'une grande quantité de sang*, ce dont il est effrayé. Alors le chirurgien-major lui signe son billet d'hôpital, et il y est transporté le soir du même jour.

« Examiné le 21 novembre, à sept heures du matin, il est dans l'état suivant : habitude du corps jaune ; céphalalgie sus-orbitaire ; appétit nul ; bouche amère, nausées fréquentes, désir des boissons froides. Chaque fois que Plastré fait des efforts pour vomir, sa face se colore et prend un aspect particulier : yeux fixes, hagards ; conjonctive couleur d'ocre ; langue peu humide, chargée, rouge sur ses bords ; abdomen sensible, tendu ; constipation ; respiration un peu gênée ; peau d'une chaleur mordicante et moite ; pouls dur et fréquent ; douleurs contusives au dos et dans les membres. (Prescription : *Diète ; limonade ; cinquante sangsues à l'épigastre ; lavement émollient ; bain de pieds avec la moutarde.*)

« Le 22, la douleur de tête persiste, et elle est plus vive lorsque le malade fait des efforts pour débarrasser son estomac ; les *matières rejetées* hier et aujourd'hui sont un mélange de bile et de limonade, *où l'on voit encore un peu de sang* : le pouls bat 86 fois par minute. L'épigastre est sensible. (Prescription : *Diète ; limonade ; cinquante sangsues à l'épigastre, même nombre derrière les oreilles ; application sur le front de compresses trempées dans l'eau vinaigrée très-fraîche ; cataplasmes chauds aux pieds.*)

« Le 23, le malade a dormi, ses vomissements n'ont eu lieu qu'à deux reprises, les matières n'étaient plus sanguinolentes ; néanmoins il est toujours jaune, et il accuse une douleur profonde dans l'hypochondre droit, laquelle s'étend jusqu'à l'épaule du même côté, et l'empêche de se mouvoir dans le lit. La céphalalgie est moindre ; il est dégoûté de la limonade. (Prescription : *Vingt sangsues sur la région du foie; orge miellé et nitré; potion émulsive; lavement huileux.*)

« Le 24, les vomissements ont disparu ; la langue s'est nettoyée, elle a perdu sa rougeur. La céphalalgie a diminué, ainsi que la douleur de l'hypochondre. Le pouls, plus régulier, ne bat plus que soixante-quatorze fois par minute. Le malade veut manger des pruneaux. (Prescr. : *Pruneaux; orge miellé et nitré; potion émulsive; lavement huileux.*)

« Le 25, tous les symptômes graves ont disparu. M. Gassaud accorde un léger bouillon matin et soir au sergent Plastré, qui continue l'usage des médicaments déjà mentionnés.

« Le 26, son amélioration subite est remarquable, quoiqu'il soit jaune; il se trouve si bien, qu'il veut manger ; mais, pour cette fois, M. Gassaud ne lui accorde qu'une légère bouillie.

« Le 27, il est sans fièvre ;. ses urines, très-chargées, sont rendues en grande abondance ; M. Gassaud ajoute un œuf à sa bouillie. Les jours suivants sa position s'améliore de plus en plus.

« Le premier décembre, ce malade est au quart de portion, et il entre en convalescence. » (*Nouv. Bibl. méd.* 1827. IV, 26-31.)

Je ne suivrai point M. Gassaud dans le raisonnement auquel il se livre dans le but de prouver « que les deux observations par lui recueillies sont deux fièvres graves, produites par des miasmes marécageux qui jettent le plus grand jour sur la fièvre jaune avec laquelle elles ont la connexion la plus intime. » Je me bornerai à remarquer que M. le Dʳ Jolly, dans le *Rapport* qu'il lut, sur ces deux observations, à l'Athénée de médecine de Paris, déclara qu'il ne reconnaissait point la fièvre jaune dans la maladie décrite par M. Gassaud. Sans négliger la considération de la lésion constatée chez Ternissiens, sur les glandes mucipares de Peyer, et qui pourrait faire penser à une fièvre typhoïde compliquée de jaunisse, je continue à croire que ces deux cas se rapportent plutôt à l'ictère essentiel forme grave.

M. Andral, dit M. Ch. Ozanam, rapporte, dans sa *Clinique médicale* (3° éd., II, 297), plusieurs cas qui semblent appartenir à l'ictère grave; car, dans l'un, le malade ictérique mourut subitement sans que l'on pût expliquer la mort à l'autopsie par aucune lésion; dans le second, le malade mourut d'une hémorrhagie cérébrale.

M. Charles-Polydore Forget a « consigné dans son *Traité de médecine navale* (Paris, 1832, t. I, p. 534) une épidémie d'ictère, observée à bord d'un navire, dans les parages du Brésil : une quinzaine d'hommes de son équipage furent simultanément affectés de suffusion ictérique ; la plupart continuèrent leur pénible service de matelots, et tous guérirent sans aucun accident, après douze ou quinze jours de maladie, à l'exception d'un seul qui fut pris de méningite occasionnée moins par l'ictère que par le soleil de l'équateur, » ajoute M. Forget. (*Bulletin de thérap.* 1846, XXXI, p. 8.) En 1846, la forme grave de l'ictère essentiel n'était point familière au professeur de Strasbourg, car je lis dans le même article la phrase suivante : « L'ictère est une maladie généralement peu grave, qui guérit (1) sans traitement, ou malgré tous les traitements, sauf un peu plus ou un peu moins de durée, sauf quelques accidents passagers qui sont le produit de nos médications barbares. »

Je mentionne en passant les épidémies d'ictère qui ont été observées par MM. William Batt (2), Michel Lévy (3), C.-B. Chardon, médecin à Chasselay (4), H. Parrot (5), et en pré-

(1) « Mais on sait que l'ictère essentiel guérit toujours bien, quoi qu'on fasse ! » (*Rev. de thér. méd.-chir.* 1853. I, 181.)

(2) Mémoire sur quelques faits d'ictère, et spécialement sur un ictère épidémique. (*Biblioth. méd.* 1807. XVI, 277-80.)

(3) Note sur des ictères observés au 11° régiment de ligne, durant le dernier trimestres de 1834. (*Rec. de mém. de méd. mil.* XLI, 200.)

(4) Relation d'un ictère épidémique qui a régné dans les communes de Limonest, Lisieux, Chasselay, Les Chères et Quincieux, durant les mois d'octobre, novembre et décembre 1841. (*L'expérience*, n° 253, 16 juin 1842. T. IX, p. 379.)

(5) *Histoire de l'épidémie de suette miliaire qui a régné, en 1841 et 1842, dans le département de la Dordogne.* (Paris, P. Dupont, 1843. 8, p. 210.) Seule, la

sence de ces épidémies comme de celles décrites par Pringle, Monro, Brüning, Mende (1), Neumann (2), M. Ballot (*l'Année*, par M. Cavasse, III, 121), sans parler de plusieurs autres dont la relation est signalée par Ploucquet, J.-D. Reuss, MM. Henri Haeser (*Bibliotheca epidemiographica*), Jean-Théophile Thierfelder (*Additam.*), Villeneuve et Ch. Ozanam, je ne puis m'empêcher de sourire en lisant, dans une thèse sur l'*ictère*, présentée à la Fac. de méd. de Paris le 23 mars 1837, la phrase suivante, qui est marquée au coin de l'organicisme : « On lit dans les auteurs que, dans quelques épidémies, on a vu l'ictère se manifester fréquemment : très-certainement qu'alors existaient des états organiques capables de le déterminer et que ce n'était pas, à proprement parler, des épidémies d'ictère (p. 11). » Ajouterai-je la mention d'un travail du docteur N.-C. Baron, qui valut à son auteur un prix Montyon, et qui, au dire de MM. Lachaise et Caffe, est intitulé : *De l'ictère épidémique qui a régné à Paris en 1841, 1842 et 1343 ?* — Moi-même, dans l'une des années qui viennent

forme bénigne de l'ictère a été observée dans ces quatre épidémies. — Dezon n'a-t-il point décrit un ictère épidémique dans ses *Lettres sur les principales maladies qui ont régné dans les hôpitaux de l'armée du roi, en Italie, en* 1734-5-6 ? (Paris, 1741. 12. Lettre X, cit. par Dezeimeris et J. Franck.)

(1) Ictère épidémique pendant les années 1807 et 1808 (en Poméranie). Extr. par Marc dans la *Bibl. méd.* XXXV, 259-66. « Dans un seul cas, la jaunisse s'est compliquée de symptômes nerveux, *icterus febrilis nervosus ;* elle fut mortelle. Ce fait est remarquable surtout par un ensemble terrible de symptômes nerveux. » (P. 263.) M. Ozanam a donné en entier la traduction de cette observation. (*Rech.*, 19.)

(2) Sur la jaunisse épidémique qui a régné en Prusse pendant l'automne de 1807. Extr. par Marc dans la *Bibl. méd.* (L, 99-109.) L'ictère fut souvent compliqué de fièvre intermittente, mais n'en fut jamais le symptôme ; il se compliqua aussi de dyssenterie. Le typhus, qui était alors très-fréquent, se joignit souvent à l'ictère. — Ces diverses complications sont décrites avec beaucoup de soin par Neumann, qui n'établit pas une grande différence entre le typhus avec ictère symptomatique et la fièvre jaune. Le médecin d'état-major de l'armée saxonne préconise trois médicaments, l'opium, les follicules de séné et le gaz acide carbonique. — Il serait opportun de revoir ce mémoire dans l'original, c'est-à-dire dans le *Journ. de méd. et de chir. prat.*, par Hufeland et Hinly, cahiers de novembre et de décembre 1813. — De Haen (*Instit.* 8. II, 133) a cité plusieurs épidémies d'ictère, notamment celle qui sévit à Gênes dans l'armée espagnole. R.-A. Vogel (*De cogn. et cur. hom. aff.* 1785. P. 530, § 635) n'a pas oublié de mentionner l'ictère épidémique. Jos. Frank a indiqué plusieurs épidémies d'ictère. (*Prax.* XIV, 285, not. 3.)

d'être désignées, étant à Paris pour mes études médicales, je fus, sans cause connue, atteint d'ictère essentiel, forme bénigne, et si mes souvenirs ne me trompent point, un homme estimable, M. Lefèvre, ayant été frappé d'ictère, à peu près à la même époque , fut rapidement enlevé à l'affection de ses amis.

Pour grouper, dans cette revue historique, tout ce qui peut, en France, avoir trait, de près ou de loin, à l'ictère essentiel, je citerai une observation qu'il ne m'a pas été donné de lire : elle est due à M. Chardon et porte le titre qui suit : « Cas de typhus ictérique sporadique compliqué de pustules varioliques et de quelques symptômes paraissant appartenir à la morve » (*Journal de médecine de Lyon*, dans l'un des numéros qui ont paru de septembre 1843 à février 1844.)

Si je me représente ce qui a été rapidement exposé dans cette revue, je crois qu'en France la forme grave de l'ictère essentiel était généralement peu connue avant l'année 1846, et l'auteur d'un livre très-répandu parmi les étudiants en médecine m'en fournit une nouvelle preuve. Voici le passage que je lis dans la deuxième édition du *Traité de pathologie interne*, par M. A. Grisolle (Paris, 1846, II, 755).

« L'ictère, par lui-même, ne détermine jamais la mort ; on a cité, il est vrai, des cas d'ictère qui, survenus brusquement à l'occasion d'une émotion morale vive, s'étaient terminés d'une manière funeste au bout de vingt-quatre heures, dans le délire ou le coma. Mais doit-on dire avec Morgagni, qui rapporte un fait pareil dans sa 37ᵉ lettre (1), que la mort

***

(1) Dans cette XXXVIIᵉ lettre (§§ 2, 3, 4, 6. — *Rech. anat. sur le siége et les caus. des mal.* 1838. T. II, p. 308-10), Morgagni rapporte quatre observations d'ictère grave, dont deux appartenant à Valsalva, la troisième (recueillie sur le cardinal Sfortia) à Guarinoni, la quatrième à Baillou. (J'ai reproduit textuellement cette dernière observation.) — Un cinquième cas d'ictère grave, observé sur une jeune fille de cinq mois par Valsalva, est consigné dans la lettre X. (§ 7, t. I, p. 188-89.) La relation de ces cinq cas est accompagnée de la description des lésions offertes par l'ouverture des cadavres.

a été produite ici parce que la bile, trop âcre, a exercé une action délétère sur le cerveau? Ne doit-on pas plutôt rapporter la terminaison funeste à la commotion morale, dont l'ictère n'a été lui-même que la conséquence? La jaunisse cède sans présenter de mouvements critiques; l'épistaxis et le flux hémorrhoïdal, que quelques auteurs signalent comme fréquents au déclin de la maladie, sont, au contraire, fort rares. »

Entrons maintenant dans une nouvelle phase de l'historique de l'ictère.

A la fin de l'année 1844 et pendant l'été de l'année 1845 (1), plusieurs cas de forme grave de l'ictère essentiel apparurent dans les hôpitaux de Paris. Je cite, à l'Hôtel-Dieu, le service de M. Chomel (2), à la Charité, les services de MM. Andral (3) et Rayer (4), à l'hôpital Necker, celui de M. Jean-Paul Tessier (5), à l'hôpital Beaujon, celui de M. Béhier (6). Si des hôpitaux je passe à la pratique dans Paris, je rencontre encore deux cas : l'un, terminé par la mort, fut recueilli sur un parent de M. Auguste Cullerier, alors chirurgien du Bureau central, et l'autre sur un médecin de Paris (7). Le

---

(1) Dans l'hiver de l'année 1845, à la clinique de M. Corrigan, on observa plusieurs cas d'ictère essentiel, forme grave : l'ipécacuanha donné à forte dose eut quelques succès. (*Journ. des conn. méd.-chir.*, février 1846. XXIV, 69.) — Les médecins anglais ont étudié l'ictère grave. Je citerai entre autres M. Alison, dont un mémoire sur l'*ictère comateux* est analysé par M. le Dr Chambeyron dans le journal que je viens de citer. « Cet ictère déjà observé par J. Cheyne, Abercrombie et autres, y est-il dit, se termine assez promptement par un état fébrile accompagné de délire, auquel succèdent le coma et la mort; Alison en rapporte quatre exemples. » (Novemb. 1835. III, 252.)

(2) C'est dans le courant de décembre 1844 que cette observation fut recueillie par M. Triquet. (Thèse par M. C. Ozanam, 36.)

(3) *Journ. des conn. méd.-chir.* Octobre 1845. XXIII, 135-36. La guérison eut lieu.

(4) Ictère grave terminé par la mort; observation recueillie dans le service de M. Rayer, à la Charité, par M. Cahen, interne. (*Gazette des Hôpitaux.* 1845. P. 369.)

(5) M. Ch. Ozanam, *Rech.*, 12-15. C'est en juillet et août 1845 (et non en 1825, comme on le lit par suite d'une faute d'impression) que cette observation fut recueillie dans le service de M. Tessier.

(6) Ictère essentiel terminé par la mort; pas de lésion à l'autopsie. Observation recueillie par M. Collin, interne.

(7) « Une de nos célébrités médicales actuelles a été prise cet été (1845) aussi d'une affection dont on a dit que celle du malade (traité dans le service de M. Andral). Cfr.

mot de fièvre jaune fut prononcé, les journaux accueillirent presque ce diagnostic (1), et un journal belge intitula l'un de ses articles : *La fièvre jaune à Paris.*

M. le docteur J.-P. Tessier ne se méprit point. Eclairé par ses lectures non moins que par son tact médical, il reconnut la forme grave de l'ictère essentiel, s'empressa de la signaler à M. Charles Ozanam qui remplissait en ce moment auprès de lui les fonctions d'interne provisoire. Sous l'inspiration de son maître, M. Ozanam fit des recherches dans les auteurs, rapprocha les observations anciennes et les observations con-- temporaines, démontra que l'ictère essentiel avec ses deux formes bénigne et grave, existant soit à l'état sporadique, soit à l'état épidémique, était décrit dans la tradition médicale, et publia un intéressant mémoire dans la *Gazette médicale de Paris* (2) (mai 1846, n°s 20 et 21).

L'impulsion donnée par M. J.-P. Tessier et continuée par M. Ozanam fut féconde : la forme grave de l'ictère essentiel prit rang désormais dans la nosologie. Surgirent d'abord des observations dans la plupart desquelles se montra le nom de fièvre jaune : je nomme M. J.-J. Alamir Carcenac, médecin à Ham (3), MM. Jacquier et Baudon déjà cités. Le nom de fièvre jaune disparut bientôt, au moins dans la majorité des cas, pour faire place à celui d'ictère grave.

la note 3 de la page 28) était le calque. C'étaient les mêmes douleurs atroces, les mêmes crampes, plus des symptômes graves, les selles involontaires, etc. Cette affection a été qualifiée, par un des médecins haut placés qui ont traité leur confrère, de *fièvre bilieuse grave.* » (*Journ. des conn. méd.-chir.* Octobre 1845. P. 136, col. *b.*)

(1) Fièvres avec ictère présentant quelques symptômes de la fièvre jaune. (*Bull. de thérap.* 1845. XXIX, 291-93.) Résumé des observations recueillies dans les services de MM. Rayer et Andral. — Service de M. Rayer et de M. Andral : fièvres avec ictère présentant plusieurs caractères de la fièvre jaune. (*Journ. des conn. méd-chir.* Octobre 1845. P. 133-37.) Ce sont encore les observations d'ictère grave recueillies à la Charité, plus l'observation que je viens de reproduire, plus enfin une observation d'ictère, forme commune, suivi de guérison.

(2) *Recherches sur les formes de l'ictère essentiel.* Paris, Fain et Thunot. 1846. 8 de 22 pag.

(3) Fièvre avec ictère et crampes. (*Journ. des conn. méd.-chir.* Mars 1846. XXIV, 104.)

En 1847, M. J.-B.-Théodose Richard, dans sa thèse de doctorat soutenue le 17 février (*Thèses de Paris*, 1827, n° 22, p. 21, 26), cita longuement les *Recherches* dues à M. Ozanam, et reproduisit le cas d'ictère recueilli par ce dernier dans le service de M. Tessier.

M. Ozanam, qui, pendant son internat dans les hôpitaux de Paris, avait continué ses observations et ses lectures relativement à la maladie sur laquelle il avait exercé pour la première fois sa plume, présenta à la faculté de médecine de Paris, le 28 décembre 1849, une excellente thèse portant ce titre significatif : *De la forme grave de l'ictère essentiel.* (Paris, *Rignoux*, 1849, 4 de 103 pages.) Cette dissertation inaugurale fut très-favorablement accueillie et analysée dans plusieurs journaux (1) : elle méritait cet accueil, car elle constitue un travail *ex professo.*

Quelques mois après, M. Garnier, qui avait été médecin de l'armée expéditionnaire de Rome, présentait à l'Académie nationale de médecine, dans la séance du 13 août 1850, le travail suivant : *Mémoire sur un nouveau genre d'ictère qui a régné parmi les soldats de l'occupation de Rome.* Un extrait de ce mémoire ne sera point déplacé ici.

« Le symptôme principal de cette maladie que M. Garnier a observée à Rome était une *couleur ictérique* d'écorce d'orange mûre, quelquefois d'un brun plombé, qui se manifestait en quelques heures sur toute la surface du corps des malades. A peine ces ictères *spéciaux* étaient-ils accompagnés de ce cortége de symptômes prodromiques qui se montrent dans les affections les plus simplés comme les plus graves. Si des secours prompts et rationnels n'étaient pas donnés, bientôt les malades succombaient avant qu'on pût les transporter à l'hôpital ou quelques heures après leur admission. M. Garnier

(1) *Revue médicale* et *Journal des connaissances médicales pratiques et de pharmacologie.* Juillet 1850. XVII, 396-98.)

a retrouvé là tous les symptômes de la grande famille des typhus, et des lésions anatomiques propres à cette affection qui
n'existe pas dans notre pays (1).

« Sous l'influence des chaleurs excessives du mois de juillet 1850, un soldat de la garnison de Versailles (2) a présenté cet ictère couleur orange foncée, avec une prostration
complète des forces vitales. Cet homme a offert tous les
symptômes que l'auteur du mémoire avait reconnus chez les
malades atteints de cet *ictère grave* de Rome ; mais comme les
symptômes, les lésions anatomiques, chez le malade de Versailles, ont été plus intenses et plus graves qu'à Rome. L'ictère était des plus foncés, jaune d'orange mûre, brun plombé
sur le cou ; prostration générale ; le pouls cependant très-
plein, fort sans être fréquent, de 80 à 85 pulsations ; vomissements d'abord de matières mucoso-bilieuses, ensuite de couleur marc de café, selle couleur lie de vin, suppression de
l'urine pendant les trois derniers jours de l'existence. À Rome,
l'auteur avait trouvé le foie bronzé, vert olive ; à Versailles,
cet organe était plutôt jaunâtre ; mais, vu par reflet, il présentait une nuance verdâtre. Les intestins contenaient le sang
extravasé sous forme de couches filandreuses dans le jéjunum
et l'iléon, et sous forme de lie de vin dans le cœcum et les
colons. Les reins, hypertrophiés, avaient deux fois leur volume normal ; l'estomac et le duodénum offraient leur muqueuse noirâtre et ramollie avec un état variqueux des veines
sous-muqueuses dont les orifices présentaient de petits points
noirs de sang. Le canal cholédoque était obstrué. Le sang
avait une couenne verdâtre, le caillot consistant et nageant
dans une grande quantité de sérum jaunâtre.

« Cette maladie n'est qu'un diminutif du typhus ictérode

(1) « Si nous consultons les écrits du savant Humboldt, nous remarquerons que ce
voyageur a vu un grand nombre de fois, dans les hôpitaux de Rome, des malades at-
taqués de fièvres adynamiques qui présentaient les symptômes de la fièvre jaune.
(M. Br. de Boismont, *Nouv. Bibl. méd.* 1827. III, 381.)

(2) En août 1850, M. Garnier était attaché à l'hôpital militaire de Versailles.

épidémique, contagieux, dit-on, typhus d'Occident, ou, si l'on veut prononcer le mot, la *fièvre jaune sporadique.* Pour M. Garnier, il y a la différence du *plus* au *moins.*

« L'auteur termine par des considérations en quelques mots sur le rôle qu'il fait jouer aux *concrétions fibrineuses* dans le cœur pour expliquer l'instantanéité de la mort qui effrayait tant les médecins chargés de traiter cette maladie. Cette théorie, que l'auteur décrit longuement dans son *Mémoire,* qui paraît rationnelle pour les cas de Rome, et qui semble être en contradiction avec la cause de la mort *instantanée* chez le soldat de Versailles, semble corroborer, par son exception même, l'hypothèse de M. Garnier ; car, à Rome, les malades *ictériques* succombaient à l'*hydropéricarde asphyxiant,* tandis que le malade ictérique de Versailles a succombé à une syncope révélée par l'autopsie : car chez ce dernier il y avait une absence complète de sang dans les cavités cardiaques ; tandis qu'à ceux de Rome on trouvait toujours un hydropéricarde considérable, conséquence des concrétions fibrineuses dans les cavités du cœur. » (*Bulletin de l'Acad. n. de méd.,* 14ᵉ an., t. XV, Paris, *J.-B. Baillière,* 1849-1850, 8, p. 1065, 1066.)

J'ai reproduit, mais sous toutes réserves, cet extrait fait par M. Garnier lui-même. J'ajoute que ce médecin a rencontré à Rome une épidémie d'ictère grave, à Versailles un cas d'ictère grave sporadique.

L'opinion de M. Garnier étant opposée à la doctrine que j'ai adoptée, je vais de nouveau céder la parole au médecin de l'hôpital militaire de Versailles. — Le 4 mars 1851, M. Garnier-Léteurrée lisait, à l'Académie de médecine, un mémoire intitulé : *Parallèle entre la fièvre jaune sporadique et les ictères graves observés parmi les soldats de l'armée d'Italie en 1849.* Ce mémoire, qui avait pour but de démontrer la parfaite identité de ces deux maladies, se terminait par les conclusions suivantes :

1° Si l'on compare l'étiologie, tracée dans les Mém. de l'Ac. de médecine, à laquelle il rattache l'origine des ictères graves observés parmi les soldats de l'armée d'Italie en 1849, et dont un cas a été observé à l'hôpital militaire de Versailles le 19 juillet 1850, avec celle que les auteurs ont décrite comme pouvant produire le typhus ictérode, il est évident qu'il y a ici une ressemblance parfaite. — 2° En rapprochant la symptomatologie historique de ces ictères remarquables avec la description des symptômes propres au typhus d'Occident, telle que les auteurs l'ont faite, on ne peut nier qu'il n'y ait une parfaite identité entre ces deux maladies. — 3° La marche, la durée de la maladie, les phénomènes sur lesquels un pronostic toujours grave peut être fondé lorsqu'on observe la fièvre jaune, correspondent également à ce qui est écrit dans le mémoire en question. — 4° L'anatomie pathologique confirme plus que toute autre partie de l'histoire de ces ictères graves que ceux-ci ne sont et ne peuvent être que la fièvre jaune spontanée et sporadique. — 5° Les phénomènes morbides observés et les lésions anatomiques sont si palpables et créent un diagnostic différentiel si précis, qu'il est impossible de confondre cette maladie avec toute autre, et prouvent clairement qu'elle n'est que le typhus d'Occident. — 6° On doit admettre désormais dans la pratique médicale en France, surtout en Algérie et à Rome, l'existence d'une fièvre jaune spontanée et sporadique. » (*Journ. des conn. méd. prat. et de pharmacologie*, 20 mars 1851, XVIII, 273; Cfr. *Gaz. méd. de Paris*, 1851, p. 153.)

La thèse de M. Verdet (*De l'ictère essentiel grave étudié dans ses symptômes, son diagnostic et ses causes;* Paris, 1851) renferme deux nouvelles observations, mais elle se borne à reproduire une partie de ce qui a été dit dans la thèse de M. Ch. Ozanam. (M. L. Genouville, *Thèse*, p. 13.)

Le 27 août 1852, un jeune Grec, M. Siphnaios, présentait

à la Fac. de méd. de Paris une thèse (*Essai sur la fièvre jaune sporadique*) dans laquelle il racontait lui-même l'histoire de sa maladie. M. E. Monneret, qui avait vu ce malade, a publié dans les *Archives générales de médecine* (juin 1855, p. 648) un extrait de cette observation intéressante à double titre, et il l'a ainsi dénommée : Ictère grave, hémorrhagies multiples.

En 1853, M. Leudet (1), en 1854, MM. Carpentier, de Roubaix (2), Monneret (3), en 1855, M. Ch. Bernard (4), en 1856, M. Brongniart (*Thèse* de M. L. Genouville, p. 57), en 1857, MM. Vigla (5), Ch. Robin (6), Hiffelsheim (7), publièrent des observations d'ictère grave. En France, M. Ch. Robin a spécialement étudié l'anatomo-pathologie de cette maladie. La destruction des cellules hépatiques : telle est la lésion signalée par M. Ch. Robin. L'anatomo-pathologie de la forme grave de l'ictère essentiel a été l'objet des recherches de MM. Rokitansky (1843), G. Budd (1845), Frerichs (1858).

« Là thèse de M. Reulet, qui est de 1857, contient une observation nouvelle; mais elle reproduit à peu près les idées émises dans les thèses de MM. Ozanam et Verdet. » (M. L. Genouville, *Thèse*, p. 13.)

(1) De l'ictère grave ou atrophie aiguë du foie. Résumé des travaux publiés en Angleterre et en Allemagne sur cette maladie. (*Gaz. hebdom. de méd. et de chir.* 1853, I, 87.)

(2) Du danger de l'ictère chez les femmes enceintes. (*Rev. méd.-chir. de Paris.* Mai 1854. XV, 268-70.) M. Carpentier, qui avait recueilli onze observations de cette espèce, en rapporte quatre dont la terminaison a été funeste. L'autopsie ne fut pratiquée dans aucun cas. Cfr. M. C. Ozanam. (*Thèse,* 47, 84.) Fréd. Kerksig y est cité.

(3) Des hémorrhagies produites par les maladies du foie. (*Arch. de méd.* Juin 1854. P. 648-50. An. : *Bull. de thérap.* XLVII, 107. — *Rev. méd.-chir. de Paris.* XVI, 163.) M. Monneret relate deux observations d'ictère essentiel grave, l'une déjà citée (celle de M. Siphnaios), l'autre recueillie à l'hôpital Necker en octobre 1853 et terminée par la mort.

(4) Note sur un cas d'ictère terminé par la mort. (Lue à la Société médicale des hôpitaux de Paris. An. : *Annuaire des sc. méd.,* par M. Lorain. 1856. P. 179. L'*Art méd.* VIII, 108.) M. Ch. Bernard cite MM. Budd, Henock, C. Ozanam et Leudet.

(5) Nouveau cas d'ictère grave ou malin, suivi de mort. (An. : *Annuaire gén. des sc. méd.,* par M. A. Cavasse. 1858. I, 100.)

(6) De l'état anatomo-pathologique des éléments du foie dans l'ictère grave ou malin. (*Ibid.*)

(7) Nouveau cas d'ictère grave. Destruction des cellules hépatiques. (*Ibid.*) Cette

En 1857, M. Weiger, professeur à Strasbourg (1), en 1858, M. Second-Ferréol (2), M. Barthe (3) [Barth], font paraître des observations d'ictère.

En août 1858, M. P. Jousset a inséré dans *l'Art médical* (VIII, 102-10) un article intitulé : *A propos d'une observation d'ictère malin*. — Il signale, d'après M. Robin, la lésion qui accompagne l'ictère grave, dit ce qu'il faut entendre par le mot *malignité*, combat certaines illusions des anatomo-pathologistes. M. J. rapporte ensuite une observation d'ictère grave recueillie dans le service de M. Tessier, à l'hôpital Beaujon, et terminée par la guérison, grâce à l'alcoolature d'aconit donnée à haute dose. Il a vu, dans le même hôpital, ce remède amener la guérison dans un autre cas d'ictère grave ; du reste, dit-il en terminant, les congestions multiples et les hémorrhagies, qui constituent habituellement les accidents graves de l'ictère, indiquent suffisamment l'emploi de l'aconit.

Dans le courant de l'année 1859, M. Monneret a publié dans *le Progrès* un mémoire intitulé : *De l'ictère hémorrhagique essentiel*. J'emprunte le résumé de ce travail à M. Jamain. (*Annuaire de méd. et de chir. prat.* Paris, *Germer-Baillière*, 1860. XV, 66-67; Cfr. l'*Ann.*, par M. Cavasse, III, 122-23.) M. Monneret substitue le nom d'ictère hémorrhagique essentiel à ceux d'ictère grave spasmodique, malin ou essentiel, et regarde cette maladie sporadique d'Europe, sinon comme identique, du moins comme une espèce appartenant au même genre que la fièvre bilieuse intertropicale et la fièvre jaune; mais quant à la fièvre jaune d'Irlande, observée par MM. Graves et Arrott, l'absence des hémorrha-

observation a été recueillie dans le service de M. Rayer. MM. Hiffelsheim et Robin ont examiné le foie au microscope et ont trouvé la lésion décrite par ce dernier.

(1) L'*Art méd.* VIII, 108.

(2) Ictère malin coïncidant avec des chancres des petites lèvres. — Ramollissement bilieux aigu du foie. (An. : *Annuaire*, par M. A. Cavasse. 1859. II, 127.)

(3) Nouveau cas d'ictère grave. (*Ibid.*)

gies et des congestions viscérales l'empêche d'être édifié sur son rapprochement avec la fièvre jaune. — Voici, du reste, les principaux symptômes de l'ictère hémorrhagique essentiel : après des symptômes initiaux vagues et tout à fait généraux, et de l'embarras gastrique, surviennent, au bout de cinq à huit jours, les deux symptômes, caractéristiques par leur réunion, de la maladie, l'ictère et les hémorrhagies : le premier a bientôt une teinte orangée ou verdâtre; en fait d'hémorrhagies, la plus fréquente est l'épistaxis, mais on observe aussi un suintement sanguin par la bouche, l'hématémèse, des selles sanglantes, des hémorrhagies cutanées, la congestion oculaire, l'hémoptysie, des urines sanglantes, l'hémorrhagie méningée, enfin (dans un cas observé par M. Monneret) une hémorrhagie de la parotide suivie de suppuration. Les troubles digestifs sont hors de toute proportion avec les symptômes généraux, qui, et particulièrement ceux par lesquels est dénotée une adynamie profonde, l'emportent sur tous les autres accidents. Il y a presque toujours cette figure épanouie, signalée par Laennec (1), pour les acéphalocystes de foie, et nommée *facies erecta*, dans laquelle les traits, au lieu d'être ramenés vers la ligne médiane, comme dans la *facies* hippocratique, sont tirés vers la périphérie et expriment un contentement qui contraste avec la gravité de la maladie et la terminaison mortelle imminente. La cyanose et l'algidité se montrent vers les derniers jours de la maladie. Il n'y a de fièvre, et encore peu intense, que vers la même époque. — *Les lésions* observées au foie sont très-variables; souvent il est un peu hypertrophié et congestionné ; dans un seul cas, M. Monneret y a trouvé partiellement les granulations jaunes hypertrophiées qu'on observe dans la fièvre jaune; parfois aussi, il y a atrophie des cellules hépathiques. On rencontre d'ailleurs dans tous les viscères, à différents degrés, les ves-

(1) *Mémoire sur les vers vésiculaires, et principalement sur ceux qui se trouvent dans le corps humain.* Paris. In-4°, p. 138, note 1.

tiges de congestion ou d'hémorrhagie. — Quant à la *nature*
de la maladie, M. Monneret dit qu'elle consiste indubitable-
ment (!) en une lésion de la sécrétion biliaire et une altération du sang.—*Si l'étiologie* de la maladie est obscure, le *traitement* n'en est guère mieux connu encore (!). Un seul des cas
cités par M. Monneret se termina par la guérison. La médi-
cation tonique paraît seule (!) avoir une influence heureuse;
les boissons glacées et acidulées, les oranges, le suc de citron,
les lotions vinaigrées, paraissent rendre quelques services;
enfin, il faut nourrir les malades à toutes les époques de la
maladie, et cela spécialement avec des bouillons et du vin.
— La manière dont M. Monneret a exposé la symptomatologie
et l'anatomo-pathologie de la forme grave de l'ictère essentiel
est bien supérieure à la manière dont il a parlé de l'étiologie, de la nature et de la thérapeutique de cette maladie; et
il est permis de regretter que l'auteur (à en juger du moins
par l'extrait que j'ai sous les yeux) n'ait parlé ni de l'ipécacuanha, employé avec succès par M. Corrigan, ni de l'a-
conit, préconisé à juste titre par Wesener, par M. J.-P. Tessier
et ses élèves, MM. Ch. Ozanam, P. Jousset et A. Jorez.

L'année 1849 avait vu paraître la thèse originale de
M. Ozanam; l'année 1859 a vu naître une bonne thèse due
à M. Louis Genouville (1). Dans l'historique, M. G. nomme
successivement Franc. Rubeus (2), Morgagni, Boerhaave,
Huxham, Monro, Brüning, A. Portal, Villeneuve, MM. Rokitansky, Budd, Alison, Bright, Handfield Jones, Griffin,
Hanlon, Ozanam, Verdet, Siphnaios, Dusch, Lebert, Reulet, Robin, Frerichs, Hérard et Monneret.

M. G. trace le tableau général de l'ictère grave, examine

---

(1) *De l'Ictère grave essentiel. Thèse pour le doctorat soutenue le 23 mars* 1859,
Paris, Rignoux, 1859, in-8, 88 p. An. : *l'Année médicale, Annuaire* par M. Cavasse,
III, 123.

(2) Monro, qui a mentionné dans son *Directorium med. pract.* (p. 237) le cas
publié par Rubeus ou Rossi, indique un grand nombre d'observations d'ictère dont
plusieurs, très-probablement, doivent avoir trait à l'ictère grave.

chaque symptôme en particulier (accidents cérébraux, hémorrhagies, jaunisse, pouls, troubles digestifs, urines), passe
rapidement sur la marche, la durée, la terminaison de la
maladie, et étudie longuement l'anatomie pathologique (lésions du foie, des reins, altérations du sang, lésions de l'encéphale, des viscères thoraciques et abdominaux). — Les
contrariétés, les chagrins, la misère, les privations, les excès, principalement les excès alcooliques (Cfr. Brüning, *De
Icter. sp. inf.*, p. 194. Sylvius, Riedlin, Hoechstetter, Pe-
chlin sont cités ; M. Blachez), sont signalés comme causes de
l'ictère grave. L'influence épidémique n'est signalée ni par
M. G., ni par M. Blachez. M. G. dit que l'ictère grave a été
observé chez des syphilitiques; mais il ne nous dit point, et
en cela il a été imité par M. Blachez, si l'ictère grave s'est
développé sous l'influence de la syphilis abandonnée à elle-
même, ou bien par le fait du mercure donné à doses trop
fortes et trop longtemps continuées. Désormais, en présence
d'un cas d'ictère, le médecin devra, si je ne me trompe,
chercher à savoir si le malade n'a point fait abus des substances suivantes : chamomille vulgaire, digitale, iode, ipécacuanha, mercure, phosphore, plomb, quinquina, rhubarbe,
safran, soufre, ou de toutes autres substances pouvant produire la jaunisse chez l'homme, substances dont l'énumération se trouve dans les pathogénésies homœopathiques. —
Le diagnostic comparatif n'est pas omis. La fièvre jaune est
une maladie différente de l'ictère grave. Le paragraphe consacré au traitement est défectueux : M. G. parle vaguement
de l'ipécacuanha, du quinquina, mais sans se douter qu'ils
peuvent être indiqués par la loi de similitude. A l'article
Nature, M. G. expose les diverses théories émises à propos
de l'ictère grave, analyse favorablement la doctrine de la
malignité, soutenue, conformément à la tradition, par M. Ozanam, et conclut en disant « qu'il convient de faire de l'ictère
« grave une *espèce distincte,* caractérisée par sa marche, par

« la forme toute spéciale des accidents, et enfin par sa ter-
« minaison. Ce n'est qu'en établissant ainsi des *types défi-
« nis* qu'on parviendra, croyons-nous, à mettre de l'ordre
« dans la confusion qui règne encore dans la pathologie du
« foie. » La thèse est terminée par quinze observations,
dont plusieurs inédites. Malgré la critique que j'ai faite de
certains points de cette dissertation, je me plais à dire que je
me suis instruit en la lisant.

La thèse de M. G. fut bientôt suivie de celle de M. Nicolas-
J. Deligeannis (1). Après un historique calqué sur celui
que M. G. a esquissé, et dans lequel M. D. s'est borné à
ajouter la mention d'Hippocrate pour les anciens, et celle de
MM. Gubler et Genouville pour les contemporains, M. D.
expose les caractères principaux de l'ictère grave (p. 21, 38)
et conclut en disant que le ramollissement bilieux aigu du
foie est une *lésion* essentiellement caractérisée par la destruction des cellules hépatiques et par la mise en liberté
des substances ordinairement renfermées dans ces cellules,
notamment des granulations biliaires et de la matière grasse;
qu'il ne constitue point une maladie, mais une lésion ; que
cette lésion se manifeste dans plusieurs maladies, notamment
dans l'ictère grave, etc...

Dans le concours de l'agrégation près de la Faculté de
médecine de Paris, qui eut lieu dans l'année 1860, la question de l'ictère grave échut à M. P. Blachez (2). L'historique
est très-court et un juste hommage est rendu au mémoire de
M. Ozanam, publié en 1846. — Quelques-unes des causes
de l'ictère grave sont bien étudiées par M. Blachez. L'auteur
distingue trois variétés : v. hémorrhagique, v. typhoïde, v.
mixte. Symptomatologie, anatomie pathologique, patho-
génie et nature sont successivement passées en revue, et

(1) *Du ramollissement bilieux aigu du foie.* Thèse pour le doctorat soutenue le
17 août 1859, n° 188. Paris, Rignoux, 1859, 4, 54 p.
(2) *De l'Ictère grave.* Paris, Walder, 1860, in-4°, 62 p.

M. B. dit qu'il considère volontiers l'ictère grave comme l'expression d'un ensemble de symptômes assez nets pour motiver l'admission d'une espèce morbide caractérisée soit par l'absence de lésion du foie, soit par les lésions suivantes : 1° la destruction de cellules hépatiques, s'accompagnant tantôt de la production des cellules graisseuses abondantes et de diminution de volume du foie (atrophie jaune aiguë), tantôt de la présence d'éléments particul., cellules fusiformes, etc., altérations que M. Gubler désigne sous le nom de ramollissement bilieux aigu; 2° une variété particulière de la cirrhose (M. Gubler). — M. B. classe l'ictère grave dans les fièvres; mais l'ictère grave n'étant qu'une forme de l'ictère essentiel, et la forme commune ou bénigne de cette maladie ne pouvant point être classée dans les fièvres, n'y aurait-il pas lieu de placer l'ictère essentiel dans un autre groupe nosologique, par exemple, dans celui des fluxions ou congestions? — Le paragraphe consacré au diagnostic est plus étendu que dans la thèse de M. G. : entre autres points, M. B. établit le diagnostic comparatif entre la diathèse purulente et l'ictère grave, ce que M. Monneret et M. G. avaient fait de leur côté. La fièvre jaune est une maladie différente de l'ictère grave. — Le paragraphe consacré au traitement est défectueux. M. B. mentionne l'aconit, l'ipécacuanha, le quinquina, mais sans se douter des services que ces médicaments, administrés d'après la loi de similitude, peuvent rendre au médecin dans la curation de la forme grave de l'ictère. « L'administration des acides et principalement de l'*acide sulfurique* à dose élevée nous paraît indiquée, dit M. Blachez, par la dyscrasie fort probable du liquide sanguin. »

L'acide sulfurique, que F. Hartmann (*Thérap. des mal. aig.*, I, 503) se borne à signaler comme devant déterminer chez l'homme sain la coloration jaune de la peau, me paraît indiqué par la loi de similitude dans certains cas d'ictère

grave. Je vais rapidement rappeler (M. Jahr, *N. Man.*, 6ᵉ éd.,
I, 717) les traits de la pathogénésie de *sulfuris acidum*, qui
me paraissent répondre à plusieurs symptômes de l'ictère
grave.

« Crampes dans les membres. — Souffrances ictériques.
— Prurit sur tout le corps. — Petites taches rouges, livides
et bleuâtres, comme par ecchymose. — Disposition à s'ef-
frayer. — Vertige. — Céphalalgie. — Yeux rouges. — Dureté de l'ouïe. — Epistaxis le soir. — Gonflement et saignement facile des gencives. — Crachement de sang. — Nausées
dans l'estomac, avec frisson. — Vomissements d'eau d'a-
bord, puis des aliments. — Élancements dans la région hépatique. — Écoulements de sang pendant la selle. — Sédi-
ment comme du sang dans les urines qui sont recouvertes
d'une pellicule fine. — Règles trop hâtives et trop abondantes. — Métro-hémorrhagie. — Toux avec crachement de
sang. — Contractures crampoïdes, paralytiques, dans les
bras. — Taches bleuâtres sur les avant-bras comme par ecchymose. — Crampes dans les mains. Torpeur et engourdissement des jambes (1). »

En comparant la pathogénésie de l'ac. sulfurique avec
celle du phosphore, il me semble que ce dernier médicament
sera plus souvent indiqué que le premier dans la forme
grave de l'ictère essentiel. *Phosphorus* produit chez l'homme
bien portant : « Crampes de plusieurs membres. — *Saignement par différents organes.* — Accès d'évanouissement. —
Paralysies. — *Saignement abondant par de petites blessures.*

(1) En fait d'autres acides, *nitri acidum* est conseillé par F. Hartmann dans la
jaunisse due à l'abus du mercure. Cfr. Giacomini, *Mat. méd.*, 392, note 83. —
Ajouterai-je que l'*arnica montana*, qui a été employée dans l'inflammation du foie
avec pétéchies (*Journ. des conn. méd. chir.* 1852, XXXV, 122), et préconisée par
Vater dans l'ictère occasionné par une contusion (Murray, *Appar. med.* 1787, I,
132 ; M. Jorez, *Revue intern. homœop.*, II, 151), présente dans sa pathogénésie un
grand nombre de symptômes de l'ictère grave, sauf toutefois la coloration jaune de la
peau ? — *Rhus toxicodendron* paraît être également indiqué dans l'ictère grave et
spécialement dans les variétés dites typhoïde et mixte. Notons *Belladonna.*

Fourmillement de la peau. — Éruptions urticaires. — Sommeil stupéfiant. — Frissons, suivis de chaleur. — *Fièvre typhoïde avec état putride, sommeil soporeux, bouche ouverte, lèvres et langue sèches et noires.* — Angoisse sur l'issue de la maladie. — Étourdissement. — Vertige. — Maux de tête. — Rougeur de la sclérotique et de la conjonctive. — Couleur jaunâtre de la sclérotique. — Faiblesse de la vue. — *Cécité diurne,* quelquefois instantanée; *tout semble être recouvert d'un voile gris.* — *Surdité.* — Mouchement de sang. — *Epistaxis.* — *Saignement facile des gencives.* — Crachement de sang. — *Langue sèche,* chargée d'un enduit brun noirâtre. — Hoquet. — Nausées. — Vomissements. — Vomissement de sang. — Douleurs violentes à l'estomac. — Douleurs dans l'estomac, quelquefois avec étouffement. — Élancements dans la région hépatique. — *Écoulement de sang pendant la selle.* — Pissement de sang. — *Règles trop hâtives ou trop abondantes.* — *Toux avec expectoration de sang.* — Paralysie des doigts. — Crampes dans les jambes. — Faiblesse paralytique dans les jambes. — Taches comme des pétéchies aux jambes. » (M. Jahr, I, 557; Cfr. *l'Art médical,* XII, 301.)

Si l'on joint à ce tableau les traits que fournit l'histoire de l'empoisonnement par le phosphore, on voit que *phosphorus,* qui produit chez l'homme sain ces phénomènes caractéristiques : *jaunisse, délire, coma, hémorrhagies, état typhoïde,* est encore mieux indiqué que l'acide sulfurique dans l'ictère grave. L'aconit, considéré tant dans les bons résultats qu'il a déjà procurés dans plusieurs cas d'ictère grave que dans sa pathogénésie, est également mieux indiqué que *sulfuris acidum.* C'est à l'expérience d'ailleurs à prononcer en dernier ressort sur l'utilité de *phosphorus,* de *sulfuris acidum* et d'autres médicaments encore dans l'ictère grave.

M. B. parle de l'acide sulfurique à dose élevée. Est-il indifférent de donner à haute dose une substance aussi énergique (1), et n'y a-t-il pas plusieurs excellentes raisons de la prescrire à doses infinitésimales?

M. B. termine sa thèse par une digression sur l'ictère grave observé chez le chien. Il rapporte ensuite quelques cas d'ictère grave et cite des faits d'ictère grave présentés par des syphilitiques. — Les thèses de MM. Deligeaunis et Blachez méritent d'être lues.

M. E. Leudet (2), professeur de clinique médicale à l'École de médecine de Rouen : *Étude sur l'ictère déterminé par l'abus des boissons alcooliques. (Journal des connaissances médicales et pharmaceutiques*, 10 décembre 1860. XXVII, 466-67.) — Dans cet article, qui est accompagné de diverses observations, dont plusieurs avec autopsie, recueillies tant par M. Leudet lui-même que par d'autres auteurs généralement anglais ou américains, qui sont plus souvent encore que nous témoins des excès alcooliques ; dans cet article, dis-je, je rencontre également la forme commune et la forme grave de l'ictère essentiel, en même temps que j'y trouve à glaner les remarques suivantes :

« L'ensemble de phénomènes le plus remarquable est le trouble du système nerveux, qui apparaît en même temps que la jaunisse ; dans quelques cas c'était un délire calme, alternant avec le coma, comme on l'observe souvent dans les affections du foie, plutôt qu'un délire violent avec agitation, insomnie et hallucination, tel qu'on l'a noté dans le *delirium tremens ;* assez souvent les malades accusaient une dépression considérable du système nerveux, des étourdissements, des

---

(1) Cfr. M. Gabalda, *De l'expérimentation en médecine à propos du traitement du choléra par l'acide sulfurique à haute dose. (L'Art médical*, 1855, II, 312.)

(2) Je cite volontiers l'opuscule suivant dû au même auteur : *Etude historique de la médecine et des médecins de Rouen aux XVIIe et XVIIIe siècles. Discours prononcé à la séance de rentrée des cours d'enseignement supérieur de la ville de Rouen.* Rouen, H. Rivoire. 1858. In-8, 23 pag.)

vertiges, rendant la station impossible et allant même dans un cas jusqu'à produire la syncope. — L'état du pouls était en rapport avec cet affaiblissement ; ainsi, plusieurs fois, il ne battait que 40 à 44 fois par minute ; dans plusieurs cas il était au-dessous de 60, et jamais il ne s'est élevé au-dessus de 96. — Les douleurs éprouvées dans l'estomac et dans la région du foie n'ont jamais été très-vives ; pourtant elles existaient dans presque tous les cas, soit spontanément, soit à la pression. Quant au volume de la glande hépatique, il avait généralement subi une augmentation légère, mais appréciable. — Il y avait tendance à la constipation. Dans les évacuations alvines, on a constaté plusieurs fois l'absence de matière colorante de la bile ; trois fois ces évacuations furent noirâtres, et chez un malade dont l'examen cadavérique fut fait, la présence du sang dans le tube digestif a pu être notée.

« La terminaison fatale de l'ictère alcoolique aigu s'observe dans quelques cas, et alors l'intensité des accidents est surtout prononcée dans la période prodromique de la maladie : ce sont des douleurs épigastriques incessantes, des vomissements répétés, un délire violent ou un état comateux à peu près permanent. — La mort arrive dans l'état comateux ou sous l'influence d'hémorrhagies intra-viscérales.

« On a rencontré dans plusieurs cas la congestion vasculaire du foie avec l'atrophie de ses cellules. — L'estomac présente les traces d'une inflammation intense, et parfois des ulcérations. M. Leudet avait précédemment remarqué que cette gastrite existait quelquefois avant l'ictère.

« Sangsues, en petit nombre, à l'épigastre, boissons émollientes, froides, opium à petite dose, tel est le traitement que conseille M. Leudet. — Ce médecin remarque avec raison que l'on aurait tort d'insister longtemps sur le traitement antiphlogistique qui, appliqué aux ivrognes de profession, est souvent suivi de l'apparition des accidents délirants.

« Malgré tout l'intérêt que présente le travail du médecin

de Rouen, je ne puis m'empêcher de dire que le point de vue étiologique qu'il s'est attaché à démontrer n'est point nouveau. On me permettra quelques rapides citations. Leemans a signalé les spiritueux (1) comme cause d'ictère. (*Diss. de ictero flavo*, Lugd. Bat. 1731, Ploucquet.) — A.-C.-L. Villeneuve a écrit l'aphorisme suivant : « L'ictère qui survient à la suite de l'abus des liqueurs spiritueuses est en général d'un mauvais présage. » (*Dictionnaire des sciences médicales*, 1818. XXIII, 441.) — L'hypertrophie du foie et l'altération de sa couleur naturelle ont été constatées par F. Ogston sur les cadavres d'individus morts à la suite d'ivresse, laquelle ivresse avait été déterminée par l'usage immodéré du wiski (eau-de-vie de grains). (*Journ. des conn. méd. chir.*, février 1834. I, 186.) — Si l'ictère est dû à l'abus des spiritueux, dit F. Hartmann, *nux vomica, digitalis, arsenicum* seront principalement pris en considération. (*Thér. homœop. des mal. aig.* I, 504.) — M. Ozanam, qui, pour le dire en passant, a bien exposé les indications et les contre-indications de la méthode antiphlogistique dans la forme grave de l'ictère essentiel, M. Ozanam, dis-je, n'a point consacré de chapitre particulier à l'étiologie de cette maladie. Toutefois, il nous apprend incidemment (*Thèse*, p. 95) qu'un individu qui, dans l'épidémie de Greifswald, décrite par Mende, fut atteint d'ictère grave et en mourut, présentait ces deux circonstances antécédentes : 1° usage du mercure à forte dose ; 2° ingestion de beaucoup d'eau-de-vie, sans cependant aller jusqu'à l'ivresse.

Ajouterai-je que le mercure, qui est considéré par Marsh, par Mende et par Bright (Mémoire sur l'ictère, et spécialement sur celui qui se lie à une inflammation diffuse du parenchyme du foie. *Journ. des conn. méd. chir.* 1838. VII;

(1) Je regrette de n'avoir pu lire un travail sur la paralysie du foie chez les personnes adonnées aux boissons spiritueuses. Sprengel (*Hist. de la méd.*, VI, 279) m'apprend que ce travail forme un chapitre tout entier de la *Zoonomie* d'Erasme Darwin.

206), comme une cause d'ictère grave, est, sous forme de calomel, préconisé, dans cette même maladie, par Hufeland (1) et par les médecins anglais. Si je demande des lumières, soit à l'école officielle, soit à Hahnemann, je vois dans la pathogénésie du mercure les images de la forme commune et de la forme grave de l'ictère essentiel. Hufeland, tout en restant dévoué à l'école officielle, dont il était le plus illustre représentant en Prusse, sut ouvrir son esprit aux vérités nouvelles. Il ne se borna point à être l'ami de S. Hahnemann, à inscrire dans son journal divers articles où l'illustre réformateur exposait ses idées thérapeutiques ; il aborda avec franchise et impartialité l'examen de l'homœopathie, en reconnut et en proclama l'importance (2), tout en formulant contre elle plusieurs objections, dont quelques-unes sont fort justes. L'archiâtre prussien admettait la nécessité de l'expérimentation des médicaments sur l'homme sain (3), le principe *similia similibus* (4) et même, en certains cas, les doses infinitésimales (5). Mais que penser des médecins qui, prescrivant chaque jour des remèdes réclamés et parfois même inspirés par la loi de similitude, refusent de reconnaître la légitimité de cette loi ?

M. le Dʳ Hérard, ayant observé simultanément à l'hôpital de Lariboissière deux cas d'ictère essentiel forme grave, en a communiqué la relation à la Société médicale des hôpitaux de Paris, et l'a fait suivre des remarques suivantes (6) : La ma-

(1) Relation d'une épidémie de jaunisse qui, à la fin de 1807 et au commencement de 1808, régna dans les contrées de Prusse qui, ayant été le théâtre de la guerre, en avaient éprouvé toutes les horreurs. (Extr.: *Biblioth. méd.*, XXIX, 124, par Demangeon; R.-V. Sarenbach et Szerlecki, *Dict. de thér.* II, 398.)

(2) M. A. Rapou, *Hist. de la doctr. méd. homœop.*, II, 227.

(3) *Manuel de méd. prat., legs d'une expérience de 50 ans*, trad. par Ernest Didier. II, 543.

(4) *Ibid.* I, 91.

(5) MM. Catellan frères. (*Almanach homœopathique.* 1860. P. 177.)

(6) *Considérations sur l'ictère grave* (*Journ. des conn. méd. et pharm.*, t. XXVIII, 20 et 30 février 1861, p. 58-60 et 72-73. Cfr. M. Genouville, p. 14; *l'Ann. méd.*, par M. Cavasse, III, 123.

ladie décrite par les Allemands sous le nom d'atrophie jaune aiguë du foie, par les Anglais sous le nom de *fatal jaundice*, est la même que celle que nous appelons en France ictère grave. La destruction des cellules hépatiques, qui n'est qu'une lésion et partant qu'un effet, n'est point constante dans l'ictère grave (probablement parce que la marche de la maladie est quelquefois trop rapide pour que la lésion ait le temps d'être produite) et a été observée dans le cas de calculs biliaires.

Ploucquet, Burdach, J.-D. Reuss, Joseph Frank, M. J. Krüger et autres ont donné la bibliographie de l'ictère. M. Ch. Ozanam (*Thèse*, 102, 3) a dressé une liste étendue des écrits relatifs à la forme grave de l'ictère essentiel. Je n'ai pas l'intention de refaire cette bibliographie; je me bornerai à indiquer quelques articles qui ont pu échapper à M. Ozanam, et quelques-uns des écrits postérieurs au travail de mon ami.

Au début de ce fragment bibliographique, je ne puis m'empêcher de dire que Baglivi (*Malad.*, 173), Ploucquet, Pariset (*Bibl. méd.*, XV, 201), ont indiqué les passages de la *Collection hippocratique* où il est question de l'ictère. Je me contenterai de citer le passage suivant (*Des affections internes*, c. 35, 36, 37, 38, trad. par M. Littré, t. VII, 253-71), où sont décrits quatre ictères, et notamment un ictère qui est quelquefois mortel, et un autre ictère qui est épidémique.

M. Morel de Gany a écrit dans l'*Union médicale* (16 août 1848, n° 33, p. 128) les quelques lignes qui suivent : « Lepecq, à Rouen, observe une épidémie d'hépatite épidémique (1770). Elle règne, à la même époque, avec beaucoup d'intensité à Paris. A la même époque, elle sévissait en Westphalie, où elle a été observée par Brüning. » — J'aurais besoin de voir dans l'original si Lepecq a rencontré une épidémie d'ictère grave, ou bien une autre maladie. Dans une épidémie de grippe, Lepecq de la Cloture eut l'occasion d'observer une concomitance ictérique. (*Étude sur le traitement des épid. au* XVIIIe *siècle,* par M. Max Simon, p. 237-38.) M. le docteur Lavirotte a vu une personne, qui avait déjà eu deux fois la jaunisse, en éprouver une nouvelle atteinte pendant le cours d'une grippe. (*Ann.,* par M. Jamain, XV, 306.)

J'indiquerai maintenant divers écrits où il est question de fièvre jaune en Europe se manifestant soit à l'état épidémique, soit à l'état sporadique, et dont quelques-uns ont plutôt trait à la forme grave de l'ictère essentiel.

Haller, *Historia morbi epidemici qui in pago Bernensi, ann.* 1762, *sæviit. Ex Commentariis Academiæ Regiæ scientiarum Parisinæ, anni* 1763, *p.* 167. *Opusc. pathol. obs.* 70, *in Oper. anat. argum. minor.,* in-4°, t. III, p. 372-76. Cette maladie, que Haller a désignée sous le nom de fièvre épidémique d'une espèce maligne, a été considérée par M. Brierre de Boismont comme une épidémie de fièvre jaune. (*Nouv. Bibl. méd.,* 1827, III, 380.) J. Frank (*Path.,* I, 523, note 15) dit que l'épidémie décrite par Haller était une fièvre bilieuse rhumatismale inflammatoire, différente de la fièvre jaune, et ajoute qu'on trouve des exemples de fièvre de cette espèce, fièvre bilieuse, caractérisée par la couleur jaune de la peau, dans Romberg, Sarcone, Buchholz, Closset, Rigler, Renard, Zugenbuhler (De l'usage de l'acide muriatique dans une épidémie analogue à la fièvre jaune [en 1804]. *Bibl. méd.,* 1808, XX, 393-400. Ce n'était point la jaunisse, mais seulement des taches tirant principalement sur le jaune, que Zugenbuhler a notées), Formey et Broussonnet.

Joseph-Claude Renard, physicien de la ville de Mayence : Observations sur la possibilité du développement spontané de la fièvre jaune dans nos climats. (*Bibl. m.,* 1807, VIII, 267.) J.-B. Demangeon remarque que le docteur Renard donne l'histoire d'une fièvre putride ou adynamique, compliquée de jaunisse (*typhus icterodes*), laquelle lui parut se rapprocher beaucoup de la fièvre jaune d'Amérique, parce qu'après l'avoir traitée chez un premier sujet, il la retrouva chez un second qui avait fréquenté le premier, malgré qu'il eût fait prendre des mesures de police et employé des fumigations nitreuses et muriatiques pour obvier à la contagion. — Sur le docteur Joseph-Claude Renard, Cfr. Dezeimeris, *Dict.*, III, 797.

J.-M. Rennes : Observations de deux maladies qui ont offert tous les caractères de la fièvre jaune, suivies de quelques réflexions. (*Arch. de méd.*, novembre 1825, t. IX, p. 313-34. Callisen.)

D'après Pariset, le docteur Arejula aurait eu l'occasion de voir plusieurs cas sporadiques de fièvre jaune. (*Nouv. Bibl. méd.*, 1827, III, 379.) Le docteur Paradis aurait également observé la fièvre jaune sporadique.

Ces observations, j'ai cru devoir les citer pour fournir à ceux qui pourront consulter les sources, l'occasion de voir si elles regardent la forme grave de l'ictère essentiel, ou bien quelque autre maladie. Je vais maintenant citer plusieurs faits et écrits qui ont directement trait à l'ictère grave.

Kemme : *Diss. de ortu hæmorrhagiarum ictero symptomatice accedentium.* (Halle, 1762 [Ploucquet]; 1760, dit Dezeimeris.) — Jean-Chrétien Kemme était un médecin érudit.

Max. Stoll : *Méd. prat.*, 3ᵉ part., ch. v, 2ᵉ obs., trad. par Mahon, t. II, 217, une obs. Autopsie.

J.-Bapt. Borsieri de Kanifeld (*Inst. med. pr.*, Ven. 1791, VIII, § 169), parle de l'ictère épidémique (p. 195), de deux cas d'ictère essentiel grave terminés par la mort, observés par Valsalva et publiés par Morgagni (p. 127), des hémorrhagies qui surviennent souvent dans le cours de l'ictère ; et à ce propos il cite Huxham. (*De aere morb. epidem.*, I, 132.)

Mursinna : *Journal für die Chirurgie*, t. II, p. 320 : ictère avec des pétéchies, et promptement mortel. (Ploucquet.)

Fr. Hartmann : *Thérap. homœopathique des maladies aiguës et des maladies chroniques* (t. I, ch. xv, p. 498, 501, 505) ; — *Thérapeutique homœopathique des maladies des enfants*, ch. xiv, p. 117-18.

Jos. Frank : *Prax. med.*, XIV, 311 et *pass.* dans le chapitre consacré à l'ictère. On y trouve cités plusieurs faits qui doivent entrer dans l'histoire de la forme grave de l'ictère es - sentiel ; parmi ces faits, les uns ont été reproduits dans ces dernières années, les autres méritent de l'être.

M. H. Zimmermann : Observation d'atrophie jaune aiguë du foie. (*Annuaire*, par M. A. Cavasse, I, 171.)

Le professeur Loeschner : De l'atrophie jaune aiguë du foie, et de la cirrhose chez les enfants. (*Annuaire de litt. méd. étrang.*, par M. Noirot, I, 120-23.)

M. Braun : Atrophie aiguë du foie. (*Ibid.*, III, 284. MM. Rokitansky et Budd, Lebert [ictère typhoïde], Ramberger, Wedl, Spœth, Frerichs, Virchow, cités.)

M. Forster : Cas d'atrophie jaune aiguë du foie, compliquée d'une altération des reins. (*Annuaire*, par M. A. Cavasse, II, 126.)

M. Bamberger [Ramberger] : Atrophie jaune aiguë du foie, avec ictère grave. (*Ibid.*, 126.)

M. Muhlig : Atrophie jaune aiguë du foie (1) et ictère grave [chez une jeune femme nouvellement accouchée]. (*Ibid.*, 126.)

M. A. Jorez : Note sur l'ictère malin. (*Revue internationale*

---

(1) A propos de l'atrophie jaune du foie, il ne sera peut-être pas sans intérêt de citer l'observation suivante due à M. Fritz (note sur un cas d'atrophie jaune du foie sans ictère) et résumée par M. A. Cavasse dans l'*Annuaire des sciences médicales*. (II, 126.)

de la doctrine homœopathique, octobre 1759, t. IV, p. 42-55.) M. le docteur Jorez cite MM. Gluge, Kœpl, H. Zimmermann, et présente le résumé de l'observation d'ictère grave accompagnée de l'autopsie, due à M. L. Marcq. Esquissant à grands traits l'historique de l'ictère, M. Jorez cite MM. Horaczek, Budd, Frerichs, J.-P. Tessier, Ch. Ozanam, et montre que M. L. Marcq aurait dû citer les travaux des deux médecins français. Le directeur de la *Revue* rappelle ensuite la lésion signalée par MM. Frerichs et Ch. Robin, et n'oublie pas de dire que les anatomo-pathologistes se font illusion en croyant avoir trouvé dans cette lésion de l'ictère grave toute la maladie ; il n'a pas de peine à démontrer que la thérapeutique officielle est impuissante contre l'ictère grave. Il termine cette excellente note en prouvant que l'aconit est indiqué, par la loi de similitude, dans la forme grave comme dans la forme bénigne de l'ictère.

M. L. Marcq, *Dégénérescence graisseuse et ramollissement aigu du foie. L'Année méd.*, par M. Cavasse, III, 124.

M. Schnitzler, *Atrophie aiguë du foie; — guérison. Ibid.* (Une obs.)

M. Bamberger, *Atrophie aiguë jaune du foie. Ibid.*, 125. (Autopsie.)

M. Mayr, *Atrophie jaune aiguë du foie chez un enfant* (de 21 mois). *Ibid.*, 124. (Ouverture du cadavre.) Cfr. Valsalva, p. 27, note 1.

Ictère grave chez les nouveaux-nés. — M. Natalis Guillot a observé souvent, chez les enfants très-jeunes, des cas d'ictère qui appartiennent à la forme grave de l'ictère essentiel. « Les enfants arrivent à l'hôpital Necker avec une teinte jaune et de la bouffissure ; le sang sort par le nez, et le moindre contact fait saigner les lèvres, les yeux et même les oreilles. Il se fait des hémorrhagies par les plaies des vésicatoires et même par l'intestin, si l'on donne des purgatifs.

Les linges sont colorés par une urine très-rouge; M. N. G. ne croit pas que les urines contiennent du sang. Ces enfants suffoquent très-rapidement. Après la mort, on trouve des épanchements sanguins dans une foule d'organes. » L'*Année méd.* par M. Cavasse, III, 124; M. Blachez, p. 6.

Rappellerai-je l'épidémie d'ictère qui sévit à Essen parmi les enfants, et qui a été décrite par Brüning?

Dans son *Traité des maladies des enfants* (Paris, 1798, p. 306), Alexandre Hamilton a parlé d'un ictère caractérisé par l'impossibilité de teter, la disposition constante à dormir, de violentes coliques, des convulsions effrayantes et la tendance à une terminaison fatale. Le professeur d'Édimbourg conseille l'ipécacuanha, l'huile de ricin, le bain chaud. — Fr. Hartmann a décrit l'ictère malin chez les nouveaux-nés et en a formulé le traitement. (*Mal. aig.* I, 498, 500, 501, 505; *Thérap. homœop. des mal. des enfants*, p. 112-120.) Je ne dois pas omettre de dire que, sous le nom d'hépatite maligne ou grave des nouveaux-nés, quelques médecins français ont rapporté des cas qui me paraissent ressortir à la diathèse purulente, comme l'a pressenti M. Bouchut. (*Mal. des nouv.-nés.* 1855. P. 586; — Gardien, *Traité des accouchements.* 1801. IV, 106; — Berton, *Mal. des enfants.* 1842. P. 669.)

Hillary fait encore mention d'une jaunisse épidémique qui attaque les enfants, surtout de l'âge de trois à huit ans. (Rosen, *Mal. des enfants*, ch. xx, p. 335.)

Dans le traitement de l'ictère spasmodique, Baldinger vantait l'ipécacuanha. (Sarenbach et Szerlecki, *Dict.* II, 398.) Fr. Hartmann n'a point vanté la racine du Brésil, mais il s'est attaché à en poser les indications dans l'ictère en même temps que celles de *mercurius* et de plusieurs autres remèdes, et en cela il a été fidèle à l'esprit de la médecine des indications positives.

OBSERVATIONS.

M. le Dr Charles Ozanam m'ayant offert, avec son obligeance accoutumée, quatre observations d'ictère grave qu'il avait tirées du mémoire publié en 1855, par M. Lebert, et traduites de l'allemand, j'ai pensé que le lecteur les verrait avec intérêt à la suite de ce travail. Je me fais un plaisir d'offrir mes remercîments à M. Ozanam (1).

1re Observation.

Hepatitis cum ictero. — *Complication avec phrenitis potatorum. — Vomissements. — Coma. — Mort le treizième jour. — Ouverture du cadavre. — Ramollissement hydrocéphalique du cerveau. — Atrophie du foie. — Rate grande et très-friable. — Ramollissement de la membrane muqueuse de l'estomac et des intestins. — Atrophie et tuberculose du rein gauche.* (Horaczek. *La Dyscrasie biliaire avec atrophie jaune aiguë du foie.* Vienne, 1843, p. 93.)

Léopold K., cafetier, âgé de quarante-sept ans, d'une forte constitution, cheveux noirs, assez bien nourri, avait, particulièrement dans

(1) J'ajoute ici quelques indications bibliographiques que M. Ozanam m'a également communiquées. — Jean-Philippe Burggraf : Sectio puelli tussi ferina et ictero supervenientibus convulsionibus haud adeo violentis subito extincti. *Act. Acad. Curios. Nat.*, vol. VII, p. 8 ; — Icterus cum diarrhæa, nausea et vomitu assumptorum perpetuo accedente singultu lethali. *Ibid.*, vol. IX, p. 148 ; — De delirio ictero superveniente rariori. *Ibid.*, vol. X, p. 93 ; — G.-W. Wedel : De hæmorrhagia universali ex ictero nigro lethali : *Miscel. Acad. Nat. Cur.* dec. 2, A. 2, 1683, p. 318 ; — Sam. Ledel : Tympanitis lethalis cum ictero. *Ibid.*, dec. 2, A. 10, 1691, p. 24 ; — Roussille-Chamseru : *Journ. gén. de méd.*, t. XII, p. 160 ; — Horn : *Horn's Archiv. für med. Erfahr.* Berlin, 1816, I, 22 [mort] (L. Pfeiffer) ; — Horaczek : Die gallige Diskrasie mit acuter gelber Atrophie der Leben. Wien, 1843 ; — Schuh : Zeit. de Wiener Aerzte, febr. 1846 ; — Graves : Clinical Medicine, p. 549 ; — Henoch : Klinik der Unterleibs-Krankheiten. Berlin, 1852, vol. I, p. 284 ; — Spengler : Archives d'anatomie et de physiologie pathologiques de Virchow, vol. VI, 64 ; — M. Lebert : Mémoire sur l'ictère typhoïde. *Virchow's Archiv*, etc. 1855.

les dernières années, souffert, à plusieurs reprises, de douleurs rhumatismales dans les articulations; dans sa quatorzième et trente-septième année, il avait eu la fièvre intermittente, et une fois, étant encore plus jeune, il avait eu la jaunisse pendant un mois. Des revers de fortune, survenus depuis deux ans, lui avaient causé beaucoup de soucis pour ses moyens d'existence. Cet état accabla tellement son caractère naturellement gai et enjoué, qu'il finit par se plaire dans une manière de vivre irrégulière et que les excès de boisson devinrent à l'ordre du jour. C'est un excès de cette nature qui fut la cause de la présente maladie. Après une nuit passée à prendre outre mesure des boissons spitueuses, L. K. se trouva extrèmement abattu et épuisé (le 27 juillet 1837), et les douleurs qui se faisaient sentir dans tous ses membres lui rappelèrent les affections rhumatismales auxquelles il avait déjà plusieurs fois été en proie. Pour en prévenir le retour, pour calmer les maux de tête dont il souffrait, et pour réprimer les envies de vomir, le malade but une quantité plus que suffisante de vin nouveau, sans cependant en obtenir le résultat désiré et espéré. Aussi, après une nuit très-péniblement passée, son état ne fut pas amélioré; au contraire, il vomit à plusieurs reprises un liquide bilieux. Néanmoins, et malgré un point de côté survenu, malgré un frisson alternant avec une chaleur passagère, et malgré un commencement de coloration en jaune de la peau, il se traîna encore misérablement pendant huit jours, sans recourir à d'autres remèdes qu'à ses moyens alcooliques, le vin et les gouttes stomachiques amères. Le 3 et le 5 août, il n'était plus en état de quitter son lit, et comme il ne résultait aucune amélioration des infusions de sureau prises en grande quantité, il se fit transporter le 5 août à l'hôpital, où il se plaignit de céphalée violente comme si sa tête allait se fendre en deux et d'une pression dans le front qui s'étendait jusqu'aux yeux. Ses yeux, fortement ictériques, paraissaient être sensibles à la lumière ; sa langue était rouge et sèche, il n'avait aucun appétit, il avait le goût amer et la soif très-grande; sa respiration, un peu accélérée, un peu gênée, était accompagnée d'une toux modérée, humide, avec une expectoration de crachats légèrement jaunes; il ne pouvait pas respirer profondément à cause des douleurs qu'il éprouvait dans l'hypocondre droit. Son basventre n'était ni gonflé, ni très-sensible; il éprouvait : à la région précordiale une pression et comme si cette partie était très-remplie ; des douleurs fort aiguës et continuelles dans le foie qui, à chaque pression, devenaient exacerbantes. Alors le malade est saisi de tremblement, tombe dans des convulsions et fait des grimaces en jetant des cris de douleur. La peau est jaune verdâtre (plus sur la figure et sur la poitrine qu'ailleurs), sèche, rude et brûlante ; le pouls accéléré, déprimé et irrégulier. Le malade se plaint d'une grande lassitude, de douleur et d'engourdissement dans les membres. On prescrit une saignée de douze onces, des cataplasmes sur la région du foie, de plus un purgatif *antiphlogistique* et un régime convenable.

Le 6 août. L'état du malade ne s'est *pas du tout* amélioré ; la saignée n'avait produit qu'un peu de calme momentané et avait donné un sang plus stagnant que coagulé, avec très-peu de sérum jaune et sans couenne inflammatoire. Pendant la nuit, le malade était agité et ne pouvait pas dormir ; il avait du délire, et cela à plusieurs reprises ; il se plaignait continuellement de douleurs à la tête et au foie ; sa tête n'était cependant ni très-chaude, ni turgescente, tandis que ses yeux étaient très-sensibles et ordinairement fermés ; sa langue était propre et humide ; des renvois fréquents étaient survenus et d'un goût amer, la moitié gauche du thorax se mouvait un peu plus librement que la moitié droite à cause de la respiration qui n'était que peu accélérée ; la toux était devenue un peu plus fréquente, mais non jusqu'à être fatigante ; le bas-ventre était rétracté, la douleur du foie augmentée, extrêmement aiguë, et de temps en temps exacerbante ; on ne pouvait remarquer distinctement si le foie était gonflé et enflammé. Il y avait eu quatre évacuations ; elles étaient comme de la bouillie, foncées et plus tard d'un brun jaune.

L'urine était couleur de bile, rouge brun foncé, moitié diaphane et sans dépôt. La décoloration de la peau avait augmenté ; là peau elle-même était chaude et humide ; le pouls plus fréquent, pas trop fort et pas tout à fait régulier. Le malade montrait une agitation et une peur extrêmes, il avait entièrement perdu l'usage de ses facultés ; cependant sa manière d'être était très-changeante et il répondait avec brusquerie. On ordonna une décoct. antiphlog. avec tart. stib. gr. j. à l'intérieur, et des ventouses furent appliquées sur la région du foie.

L'agitation du malade augmenta dans le courant du jour. Il vomit plusieurs fois, et sans soulagement, une matière liquide noire et bilieuse en très-grande quantité, et commença à sauter en sursaut et à délirer à des intervalles très-rapprochés. Vers le soir, commença une exacerbation pendant laquelle le malade manifesta des symptômes de surexcitation qui cependant ne durèrent pas longtemps. Le malade se calma peu à peu, mais pendant la nuit il eut un sommeil agité et dérangé par des fantaisies singulières, et il parlait à haute voix.

Le 7 août. Le matin, le malade était plus agité que jamais et avait un peu perdu connaissance. Ses mains et sa tête étaient continuellement en mouvement. Son délire et son agitation incessante, et cette manière de s'emporter tout à coup avec violence et de repousser ceux qui se tenaient près de lui, faisaient voir que le malade devait beaucoup souffrir du cerveau, quoiqu'on ne pût remarquer en lui un état de congestion; ses joues étaient creuses, les traits de son visage altérés et défigurés, ses yeux fermés, sa langue humide. Il ne demandait plus à boire, il n'avait plus vomi depuis douze heures; sa respiration était accélérée, son ventre très-aplati et douloureux à la région du foie; deux évacuations liquides et brunes en vingt-quatre heures, l'urine comme hier, la peau plus jaune et prenant une teinte vert jaune sale; la chaleur de la peau assez bonne; la peau était douce et sans turgescence, mais couverte de sueur plus à certains endroits qu'à d'autres; le pouls était fort, accéléré, mou. On augmenta la dose du vin vomitif en la portant à trois grains. On mit des sinapismes sur les mollets et les cuisses, mais sans produire aucun effet sur le malade qui était furieux et qu'on fut à la fin obligé de retenir de force dans son lit.

Il vint se joindre à cela de violents mouvements convulsifs et un tremblement très-fort des mains; le malade évacua dans son lit, et l'épuisement le fit tomber enfin, vers minuit, dans un sommeil qui, jusqu'au matin, fut trois fois interrompu par le délire et des cris poussés d'une voix rauque.

Le 8 août. L'aspect du malade fut ce jour-là bien différent de celui d'hier. Il était dans un profond coma dont on ne put le faire sortir, tandis qu'il murmurait d'une voix rauque des paroles incohérentes et inintelligibles. Sa tête était chaude sans que sa figure fût enflée; la pupille très-dilatée et immobile; les lèvres et la langue sèches; la respiration ralentie et pénible, les battements du cœur faibles et irréguliers; le ventre un peu ballonné et toujours sensible du côté du foie; collapsus général; flaccidité de la peau, qui est fraîche et humide; le pouls très-accccéléré, mais mou, faible, tremblant, facile à déprimer et irrégulier, presque intermittent; toute force musculaire avait aussi disparu. Le malade était couché dans son lit; indifférent à tout, il laissait retomber ses bras levés comme s'ils étaient de plomb, et était insensible à toute excitation. Malgré l'emploi des moyens excitants, tels que *arnica*, *camphre*, etc., le malade mourut, à trois heures trois quarts dans l'après-midi, dans un état d'épuisement voisin de la paralysie.

L'ouverture du cadavre, opérée quarante heures après, donna les résultats suivants :

Les os de la tête gros, compactes et jaunes; dans le sinus falciforme de la dure-mère peu de sang liquide; la surface intérieure de la dure-mère recouverte d'une exsudation légère et jaunâtre; la substance du cerveau est molle, infiltrée de sérosité jaune sale; dans les vaisseaux de la pie-mère il n'y a que peu de sang, et un peu de sérosité jaune dans les ventricules latéraux; les veines sont rouge pâle.

Les poumons sont fortement congestionnés.

Le cœur mou et pâle; dans les cavités du cœur et dans les gros vaisseaux, il n'y a que peu de sang liquide; les valvules de l'aorte épaissies, indurées par une substance cartilagineuse.

Le foie a perdu plus de la moitié de son volume; sa surface ridée, ratatinée et d'un aspect grossièrement granulé; la surface convexe du lobe droit est vert foncé ; la substance jaune est comme du cuir, assez serrée, privée de sang, vert jaunâtre, et la substance brune a complétement disparu ; le tissu celluleux est épaissi.

Dans la vésicule la bile est d'un vert jaune foncé.

La rate adhérente aux parties environnantes, au moyen d'une matière celluleuse épaisse; l'enveloppe fibreuse épaissie d'une ligne; par rapport au volume, elle a doublé ; la substance presque réduite en bouillie rouge foncé.

Le pancréas est coriace et grossièrement grenu.

L'estomac est d'un brun foncé et contient du liquide mêlé de mucosités visqueuses ; sa membrane muqueuse est tout à fait ramollie, épaissie; vers le cardia teinte en rouge foncé, et en vert bleuâtre dans ses autres parties. La muqueuse intestinale est ramollie; les glandes de Peyer sont gonflées.

Le rein gauche est un peu plus grand, rouge foncé, ramolli, hypérémié; le rein droit est réduit au quart de son volume ordinaire ; la surface en est intimement unie à la capsule surrénale ; dans la substance de ce rein sont répandues des masses tuberculeuses, molles comme du fromage et de la grosseur d'une noisette; l'uretère, de ce côté, est distendu du diamètre d'un pouce, et renferme un liquide décomposé et brunâtre. (Mémoire de M. Lebert, 8e obs., p. 24.)

2e OBSERVATION.

Ictère avec douleur dans le foie. — Symptômes céphaliques. — Mort le seizième jour. — Ouverture du cadavre : Atrophie jaune du foie. (Horaczek, la Dyscrasie bilieuse avec atrophie jaune aiguë du foie. Vienne, 1843.)

Une jeune fille de seize ans a la jaunisse depuis quinze jours. Elle a actuellement un mauvais goût dans la bouche et vomit souvent. Ses évacuations sont pâles et glaireuses ; sa bouche est sèche ; sa langue pure ; sa soif grande ; son urine en petite quantité et jaune. Son pouls est de 80 par minute ; elle souffre du côté du foie et lorsqu'elle respire, douleur pressive au-dessus des yeux ; elle voit tout teint en jaune, est accablée de sommeil, très-abattue, crie et ne sait pas bien répondre. Deux jours après son entrée à l'hospice, elle meurt.

Ouverture du cadavre :

La dure-mère est entièrement teinte en jaune, de même que les glandes de Pacchioni. Les circonvolutions du cerveau sont aplaties ; les sinus latéraux remplis de sang ; mais il n'y a pas dans la substance du cerveau de sang ou de développement anomal des vaisseaux. La muqueuse de la partie supérieure du larynx est très-vasculaire ; dans le poumon près de la bifurcation de la trachée se trouve une concrétion tuberculeuse de la grosseur d'une châtaigne.

Le foie est mou, flasque, très-petit, et sa substance est teinte de bile ; le conduit cholédoque n'était pas oblitéré, mais au contraire très-large.

Le rein gauche était d'une couleur jaune éclatante ; celui de droite était moins jaune ; le cœur était petit, sa membrane interne et les valvules semi-lunaires de l'aorte étaient d'un jaune foncé. La membrane muqueuse de l'estomac était grenue (*kœrnig*) et injectée de bile. La rate était saine et le pancréas n'était pas jaune. (Mémoire de M. Lebert, 12e obs., p. 34.)

3e OBSERVATION.

Ictère avec état typhoïde mortel le quinzième jour après le commencement des prodrômes. — Rien d'anormal lors de l'ouverture du cadavre. (Wisshaupt, rapporteur ; clinique d'Oppolzer. *Feuille tri-mestrielle de Prague*, t. XXII, p. 97.)

J. H., âgé de trente-neuf ans, domestique, vivant dans la misère, tomba malade pendant un voyage de nuit, quinze jours avant son entrée à l'hôpital. Lassitude, frisson avec chaleur, soif, mal de tête, oppression d'estomac, tels étaient les premiers symptômes. Il garda le lit à partir du 8ᵉ jour ; le douzième, le frisson recommença, puis la chaleur, vomissements d'un liquide noir verdâtre, diarrhée ; le treizième jour, la peau devient jaune, les vomissements et la diarrhée diminuent, démangeaison à la peau. Lors de son entrée à l'hospice, le quatorzième jour (1ᵉʳ novembre), on trouva le malade très-faible, les muscles relâ-chés, fort amaigri, la couleur de la peau très-jaune, ainsi que la sclé-rotique ; les extrémités tremblant à chaque mouvement ; douleur légère du front, vertige, collapsus ; les pupilles rétrécies, peu mobiles ; la voix faible et rauque. Moral sain. Pas de sommeil, lèvres livides. La langue humide et blanche. Grande soif. Ventre rétracté et sensible à la pression. La percussion donna une matité d'un pouce à l'estomac, de trois pouces dans la ligne papillaire (*papillarlinie?*) et de quatre pouces dans la ligne axillaire. La rate avait peu augmenté. Un peu de toux et de hoquet. Pouls à 96, et dicrote. Le visage couvert d'une sueur froide. Calomel 1 grain avec de l'opium, compresses de vinaigre sur la tête. On la lave avec du vinaigre.

Le quinzième jour, indifférence, réponses lentes ; le ventre est mou. Le foie paraissait plus petit, cependant le météorisme était un peu plus grand, par conséquent on ne pouvait pas juger avec certitude du volume du foie ; la respiration était pénible, les extrémités froides et couvertes de sueur ; dans l'après-midi, somnolence et mort. — La dissection ne permet d'autre diagnostic que celui de polycholie ; le foie n'offrit rien d'anomal dans son substratum. (Mémoire de M. Lebert, 11ᵉ obs., p. 33.)

4ᵉ Observation.

Ictère simple en apparence pendant cinq jours, délire soudain, suivi bientôt de trismus et de coma; mort le septième jour. — Matière liquide noire et sanguinolente dans l'estomac et le duodenum; foie devenu jaune et diminué de volume, mais faiblement; nombreuses ecchymoses dans le péritoine, la plèvre et le péricarde.

Suzette H., de Winterthür, servante à Zurich, âgée de vingt ans, fortement constituée, taille moyenne, bien nourrie, entre le 17 février 1854 à l'hôpital cantonal de Zurich. Elle déclare seulement que, sauf quelques légères et passagères indispositions, elle s'était toujours bien portée. Depuis peu de temps à Zurich, elle avait été précédemment comme servante dans une auberge à Winterthür, où son service avait été très-pénible. Nous n'avons pu savoir si peut-être quelque chagrin ou quelque émotion avait exercé son influence sur elle.

Le 12 février, elle tomba malade, éprouva des frissons suivis de lassitude et d'abattement, l'appétit disparut aussitôt et la malade éprouva un dégoût et des envies de vomir continuelles. Le 14 février, la teinte ictérique se montra sur le visage d'abord, et s'étendit bientôt sur tout le corps avec une intensité moyenne.

Le jour de sa réception à l'hôpital, la malade pouvait encore marcher ; elle était venue à pied, s'était présentée devant la commission d'admission avec une démarche qui n'offrait rien de particulier ; on pouvait cependant remarquer en elle une certaine lassitude déjà, avant son entrée dans la salle des malades. Elle marchait la tête penchée en avant et les yeux à moitié fermés. Lors de la visite du soir, la malade répondait encore très-bien au médecin, M. le docteur *Ernst*, et un examen ne fit découvrir en elle que les symptômes d'un ictère d'intensité moyenne. Cependant, déjà à neuf heures du soir, la malade, d'après le dire de la garde, commençait à délirer sans discontinuer, en poussant de temps en temps un grand cri ; et elle était tellement agitée qu'une fois même elle sauta hors de son lit. Avant que ce délire eût commencé, la malade avait éprouvé une envie de dormir très-grande ; ses yeux étaient fermés, mais on pouvait la tirer très-facilement de cet état de somnolence ; elle répondait alors raisonnablement et elle pouvait aussi ouvrir les yeux qui réagissaient d'une manière normale contre l'effet de la lumière. Dans la nuit du 17 au 18, le sommeil et le délire alternaient, et chaque respiration était accompagnée d'un gémissement. Le pouls s'était maintenu entre 70 et 80 ; la langue était sèche, chargée et jaunâtre ; les lèvres sèches, écaillées et un peu pâles ; les joues assez fortement colorées, de manière à faire contraste avec le teint ictérique ; elles étaient, du reste, très-chaudes. La peau était sèche. L'examen de la poitrine n'apprend rien d'extraordinaire, sauf des battements de cœur très-forts. La systole est beaucoup plus forte que la diastole. Les diamètres du foie et de la rate ne paraissent avoir ni augmenté ni diminué, tandis que la partie environnante est très-sensible à la pression ; le ventre est petit, mou et sans douleur ; nulle part on ne découvre de pétéchies ou de roséole.

Quand, le 18 février, au matin, je voulus la présenter et l'examiner cliniquement, je la trouvai couchée sans connaissance, poussant toutes les trois à cinq minutes des cris horribles, ayant les yeux entièrement fermés ; quand on lui soulevait les paupières, on trouvait les pupilles très-élargies réagissant contre l'effet de la lumière, et la malade les refermait promptement. Elle ne répondit pas aux questions qu'on lui faisait ; ce n'était qu'avec peine qu'on pouvait obtenir d'elle d'avancer sa langue, encore ne le faisait-elle que très-peu. La langue était alors chargée d'une épaisse couche jaunâtre, tandis que la pointe et les bords en étaient rougeâtres. Différents moyens excitants, tels que ceux de lui jeter de l'eau froide à la figure, de la remuer fortement, et même de lui faire prendre de l'esprit d'ammoniaque, ne purent faire sortir la malade de son coma. Elle ne faisait alors que se tourner tantôt sur un côté, tantôt sur un autre, en poussant de temps en temps une ri.

A neuf heures du matin, le pouls était à 70-80, mou, passablement plein, mais facile à comprimer ; la chaleur de la peau était normale, l'urine brun foncé. L'examen de la poitrine donna le même résultat que les jours précédents.

Je trouvais étonnant de voir le pouls battre de temps en temps plus vite. J'abandonnai le lit pour y revenir quand la clinique serait terminée. A mon retour, le pouls battait déjà beaucoup plus vite, 110 pulsations par minute ; les pupilles étaient larges et non contractiles ; le coma, de plus en plus prononcé, n'était interrompu de temps en temps que par des cris et des soupirs. Pendant que j'examinais encore la malade, son pouls balançait entre 110 et 124. On ordonna une saignée qui, quoique faite par M. le docteur *Ernst* lui-même et avec beaucoup d'habileté, ne donna que quatre onces de sang brun cerise, coulant difficilement et qui ne se coagulait aussi qu'imparfaitement dans le vase. On prescrivit de donner à la malade toutes les deux heures deux grains de *calomel* et de poser des sinapismes aux extrémités inférieures. Dans le courant du jour, les symptômes restèrent les mêmes, les pulsations devinrent moins sensibles et plus nombreuses, et remontèrent à cinq heures du soir à 140 ; les cris devinrent plus fréquents et surtout au moindre attouchement qui semblait faire souffrir beaucoup la malade. De temps en temps, elle paraissait avoir envie de vomir, sans que cependant le vomissement eût lieu. La malade avait peu uriné dans le courant du jour ; l'urine contenait des matières de couleur de bile. Déjà le soir du 18, le trismus commença, de manière que les dents inférieures furent repoussées derrière les dents supérieures et qu'il fût impossible d'ouvrir la bouche. La malade ne put pas avaler. Des sangsues posées aux tempes ne produisirent aucun soulagement. A partir de l'après-midi du 18, la malade n'urinait plus, elle n'allait plus à la selle. Comme la malade ne pouvait rien prendre à l'intérieur, on lui posa des sinapismes au creux de l'estomac et de grands vésicatoires dans le dos et sur les cuisses, mais tout cela sans aucun résultat. Le coma devint de plus en plus dominant, et la mort arriva le 19 février à cinq heures du matin. L'activité énergique du cœur fut étonnante pendant les dernières heures. Quoique, d'après la percussion, on ne pût pas conclure à un cœur volumineux, les battements étaient cependant très-forts ; mais on remarquait que la systole avait de temps en temps des intermittences devenant de plus en plus fréquentes ; le nombre des battements était monté à 140-50.

Ouverture du cadavre, vingt-neuf heures après la mort.

A 2-3° R.

Les centres nerveux n'offrent pas d'importants changements.

La dure-mère est teinte en jaune ; l'arachnoïde et la pie-mère, de même que la surface du cerveau, étaient légèrement hypérémiées, leurs veines et sinus remplis de sang épais et noir. Les méninges sont, somme toute, sèches. La substance cérébrale ne montre pas d'hypérémie capillaire et fait voir partout une bonne consistance. Il n'y a que très-peu de liquide dans les ventricules latéraux. Les parties centrales du cerveau sont moins fermes que le reste de la substance de la moëlle ; cependant on ne voit nulle part de ramollissement proprement dit. On ne trouve pas non plus de lésions dans la moëlle allongée et dans le cervelet.

Dans le thorax, on voit avant tout à la surface du cœur, principalement vers la partie postérieure, plusieurs petites ecchymoses. Dans la plèvre comme dans le péricarde se trouve très-peu de liquide. Des ecchymoses se font voir aussi à la plèvre. La membrane muqueuse de la trachée-artère est couverte d'une mucosité mousseuse et gluante ; on y trouve aussi beaucoup de petites pétéchies. Les poumons contiennent beaucoup de sang et sont parsemés à leur surface de pétéchies. L'écume abondante qui se trouve dans les bronches est d'une teinte ictérique. Le cœur droit est rempli de sang très-liquide, et il se trouve à la valvule tricuspide quelques concrétions gélatineuses ; tout l'endocarde est coloré en jaune. La portion musculeuse est mince, pâle comme dans le cas de dégénérescence graisseuse ; le ventricule gauche est ferme, épais d'un centimètre et d'une musculature normale; il ne s'y trouve que des caillots sanguins petits et mous. Les valvules sont normales. L'aorte est d'une teinte ictérique. Dans quel - ques glandes bronchiqués, on remarque des traces de tuberculisation. Dans la cavité abdominale, nous trouvons des ecchymoses extrêmement nombreuses dans tout le péritoine, dans le tissu cellulaire tant sous-péritonéal que rétropéritonéal.

Le foie ne présente qu'une diminution de volume très-minime, si toutefois il y en a. Dans sa partie la plus large, il a 24 centimètres ; le lobe droit est haut de 18 centimètres, le lobe gauche de 11 centimètres ; le lobe droit est épais de 5 centimètres ; le lobe gauche, en tout très-peu développé, est épais de 18 millimètres. Toute la surface du lobe droit du foie est couverte d'ecchymoses de couleur bleu foncé, et qui s'étendent à une profondeur de plusieurs millimètres dans le parenchyme du foie. Le tissu cellulaire, autour des grands conduits biliaires, est aussi chargé de nombreuses extravasions de sang. Le foie lui-même est ictérique partout, il est coriace et ferme. Il contient une petite quantité de sang rouge clair. On reconnaît distinctement une couleur alternativement jaune et brune. La membrane muqueuse des conduits et de la vésicule du fiel est normale ; cette vésicule contient une petite quantité de bile vert foncé. L'embouchure du conduit cystique dans la vésicule biliaire semble spasmodiquement contractée et la sonde ne peut y entrer ; on ne voit cependant ni bouchon muqueux, ni changement organique, ni concrétions nulle part. Le conduit cholédoque et le conduit hépatique dans ses divisions sont parfaitement libres, et sur leur membrane muqueuse on ne découvre pas de trace d'inflammation. La partie impénétrable, longue de quelques lignes, du conduit cystique est ridée et contractée, surtout comparativement aux autres voies biliaires. La coloration jaune du conduit cystique et du cholédoque est frappante, tandis que la teinte biliaire existe encore dans l'hépatique. La veine-porte est partout normale et remarquablement vide de sang. La rate n'est pas augmentée ; elle a 14 centimètres de longueur, 7 centimètres de largeur et 2 centimètres d'épaisseur; sa consistance est bonne ; sa couleur rouge clair ; elle n'est nullement engorgée de sang. Les reins sont à l'état normal ; leur parenchyme est ictérique, assez congestionné. Dans le tissu cellulaire, autour des vaisseaux du rein droit, se trouvent de petits foyers hémorrhagiques ; le pharynx et l'œsophage n'offrent rien d'anomal. L'estomac et le duodénum sont remplis d'une matière noirâtre et visqueuse dans laquelle le microscope découvre des corpuscules de sang, de l'hématine modifiée et beaucoup d'épithélium ; la membrane muqueuse est normale. Les matières fécales contenues dans la partie inférieure du canal intestinal sont grises et décolorées. (Mémoire de M. Lebert, 1re obs., p. 3. — Cette obs. est due à M. le professeur Lebert lui-même.)

M. le professeur Lebert rapporte, en outre, dans son mémoire, quelques cas d'ictère recueillis sur les membres d'une même famille, cas empruntés 1° à M. Griffin ; 2° à M. Graves (*Clinical Medicine*, p. 459). Ces observations sont-elles les mêmes que celles dont M. Genouville a publié la traduction dans sa *Thèse* (p. 37-42 : — trois observations du Dr Hanlon rapportées par le Dr Graves, quatre observations du Dr Griffin reproduites par le Dr Budd)? Dans son *Voyage médical en Allemagne* (*Polyclinique, Doctrines médicales, les Universités allemandes, les Professeurs, les Étudiants (mœurs et coutumes), les Juifs.* Lyon, Savy, 1860. In-8°, p. 138), M. le Dr Gallavardin, dont je regrette de n'avoir pu lire le travail sur la *Jaunisse* (1854), a donné sur M. Lebert d'intéressants détails biographiques.

FIN.

PARIS. — IMPRIMERIE POUPART-DAVYL ET Cᵉ, RUE DU BAC, 30.

INDICATION DES ARTICLES

PUBLIÉS PAR LE DOCTEUR CH. RAVEL

DANS

L'ART MÉDICAL ET LA REVUE INTERNATIONALE

L'ART MÉDICAL

(Voir à la page suivante.)

REVUE INTERNATIONALE

DE LA DOCTRINE HOMŒOPATHIQUE

NOTE SUR L'HISTOIRE DE L'AUSCULTATION. Tome II. Juin 1858, p. 194-96. Tome III. Juillet 1858, p. 13-20.

JEAN-EMMANUEL TIMBART. Tome III. Février 1859, p. 127.

J.-J. BONINO.—MENTION INCIDENTE DE QUELQUES MÉDECINS D'AVIGNON. — J. CORTE. Mars 1859, p. 140-43.

ANALYSE DE L'ÉLOGE HISTORIQUE DE J.-B. ACHARD-LAVORT, lu par M. Imbert-Gourbeyre. Mars 1859, p. 144.

PLINE L'ANCIEN. Avril 1859, p. 156-60.

STURNE. Mai 1859, p. 176.

DU TARTRE STIBIÉ A HAUTE DOSE DANS LE CROUP. — TRACHÉOTOMIE PRATIQUÉE EN 1812 DANS UN CAS DE CROUP. Tome IV. Juillet 1859, p. 4-10.

LA CHARITÉ DES PAPES DANS LES INSTITUTIONS QU'ILS ONT FONDÉES EN FAVEUR DES MALADES. Tome IV. Février 1860, p. 137-60, et mars, p. 177-201 (d'après M. E. de la Gournerie).

MONUMENT ÉLEVÉ A LA MÉMOIRE DU Dr J.-A.-F. OZANAM. Mars 1860, p. 174-76.

L'EFFICACITÉ DES DOSES TANT PETITES QU'INFINITÉSIMALES RECONNUE PAR LA TRADITION. Tome V. Août 1860, p. 25-32, et septembre, p. 38-48.

HOPITAUX, HOSPICES A ROME (d'après M. Fulchiron). Tome V. Octobre 1860, p. 67-91.

LA CHARITÉ CATHOLIQUE A ROME ET LA CHARITÉ LÉGALE DE LONDRES. Tome V. Février 1861, p. 157-70 (d'après M. l'abbé Margotti).

GLANES. Tome III, p. 47, 80, 125, 175, 192; tome IV, 17, 31, 33, 45, 64, 79, 94, 111, 161, 214, 233, 248; tome V, 14, 63, 64, 104, 120, 137, 154-56.

Paris. — Imprimerie de POUPART-DAVYL et Ce, rue du Bac, 30.